Hygiène de Maman et de Bébé

Docteur Léon Pinard

Grossesse — Accouchement — Allaitement

DOCTEUR L. POULIOT

Ancien interne des Hôpitaux de Paris

HYGIÈNE DE MAMAN

ET

DE BÉBÉ

CONSEILS POUR LA GROSSESSE, L'ACCOUCHEMENT, L'ALLAITEMENT.

Avec 44 figures dans le texte

DEUXIÈME ÉDITION REVUE ET CORRIGÉE

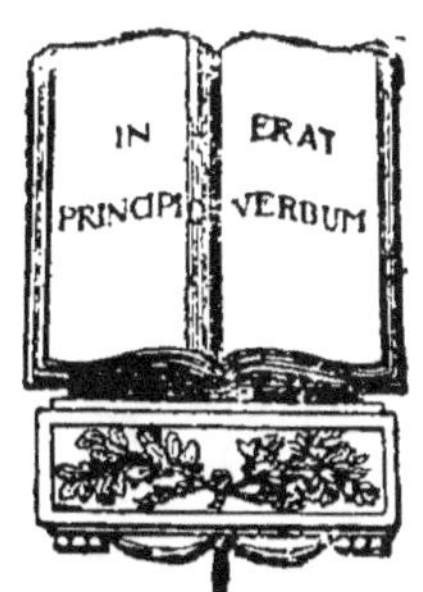

PARIS

LIBRAIRIE VALOIS

NOUVELLE LIBRAIRIE NATIONALE

7, PLACE DU PANTHÉON, 7

JUSTIFICATION DES ÉDITIONS ET TIRAGES

Il a été fait du présent ouvrage :

Une PREMIÈRE ÉDITION tirée à 5.500 exemplaires mise en vente le 3 décembre 1921.

Une DEUXIÈME ÉDITION tirée à 6.000 exemplaires et à 6 exemplaires sur pur fil Lafuma.

Le présent exemplaire appartient au premier tirage de la deuxième édition dont le bon à tirer à été donné le 25 février 1928.

A MES ANCIENS CAMARADES,
LES OFFICIERS ET CHASSEURS DU 15e BATAILLON,
J'OFFRE CE PETIT LIVRE
COMMENCÉ AU MILIEU D'EUX
PENDANT LES LOISIRS DE L'ARMISTICE.

PUISSENT LES GLORIEUX MORTS DE CE CORPS D'ÉLITE
SERVIR DE MODÈLES ET D'ÉMULES
AUX GARÇONS DES GÉNÉRATIONS A VENIR

INTRODUCTION

Les recueils de conseils aux jeunes mères ne sont point rares. Pourquoi ai-je voulu, après tant d'accoucheurs et de pédiatres, formuler les préceptes les plus élémentaires de l'hygiène de la grossesse, de l'accouchement et de l'allaitement ?

Ce n'est point par la présomption de faire mieux que mes devanciers, c'est avec le désir de faire autre chose.

La plupart des ouvrages similaires ont été écrits dans un esprit assez différent. Ils ne donnent pas seulement des conseils d'hygiène, mais aussi des formules de thérapeutique ; on les croirait destinés à la fois aux médecins et aux femmes du monde.

Pour les premiers, ils sont bien élémentaires ; entre les mains des secondes, ils peuvent être dangereux. Il n'y a donc pas un mot de médecine dans ce livre, il n'y a rien qui permette de se soigner ou de soigner un bébé. Mais j'ai cherché à y mettre tout ce qui peut aider à se maintenir en bonne santé et à éviter accidents et complications.

De plus, il m'a semblé que l'hygiène pour être une science éminemment utilitaire, n'excluait pas forcément les hautes préoccupations de morale individuelle et sociale qui dans notre époque troublée d'après-guerre s'imposent même aux esprits les plus frivoles : je leur ai fait ici une place sans doute trop modeste, mais toute nouvelle dans un livre de ce genre.

Parmi les ouvrages similaires, il en est qui m'ont beaucoup servi. Au premier rang d'entre eux citons le Nouveau-Né *du D*r *Auvard* [1].

Je lui ai fait de larges emprunts, et sur bien des points je me suis borné à le rajeunir en y introduisant les acquisitions faites par l'obstétrique dans ces vingt dernières années. J'ai en particulier imité d'Auvard la forme par demandes et par réponses qui, un peu fastidieuse, est éminemment didactique et qui aide beaucoup à la clarté de questions souvent entièrement inconnues de nos lectrices. J'ai cherché à rendre mon texte plus clair encore par des illustrations que les difficultés de l'heure présente ne m'ont pas permis de faire aussi nombreuses que je les eusse désirées.

Tel qu'il est, j'espère que ce petit livre rendra certains services.

Si grâce à lui quelques jeunes femmes sont préservées de complications obstétricales, quelques enfants sauvés des dangers d'une alimentation défectueuse, je m'estimerai assez payé des réels efforts que malgré son apparence modeste, cet ouvrage m'aura coûtés.

Dr L. P.

1. G. Doin, éditeur, Paris.

CHAPITRE PREMIER

GÉNÉRALITÉS

1. — UN PEU DE SOCIOLOGIE ET DE MORALE

Pourquoi, Madame, vous êtes-vous mariée ? La famille.
Évidemment, pour fonder une *famille*. Attachez-vous donc à bien comprendre ce mot, vous pénétrerez d'un coup tous vos devoirs.

Vous avez été trop bien élevée pour croire que le mariage ne vous a créé que des droits. Certes, l'indépendance que comporte votre vie nouvelle, les espérances d'avenir qui s'ouvrent devant vous et, par-dessus tout, le bonheur que vous trouvez dans l'affection de votre mari sont de précieuses conquêtes. Mais il vous faut savoir que ce bonheur s'achète : vous le mériterez en accomplissant vos devoirs.

Quels sont donc ces **devoirs** ? Morale conjugale.
A la Mairie, la société civile vous en a rappelé quelques-uns par la bouche du maire.

Elle a, hélas, oublié ceux qui pourtant lui importaient le plus ; si vous n'ignorez plus rien de ce que vous devez à votre mari, on ne vous a rien dit de vos obligations envers la France.

A l'église ou au temple, le ministre de Dieu vous a de sa part enseigné d'utiles vérités. Celles-ci ne vous sont-elles pas apparues que comme une musique traditionnelle, au même titre que la Marche nuptiale dont les orgues ont salué votre entrée triomphale, et a-t-on bien dégagé de ce rite toute la portée qu'il convenait ?

Qu'aurait-on dû vous apprendre à la mairie ?

Que la France avant la guerre marchait droit à l'abîme faute d'enfants ; que maintenant, le sacrifice de nos innombrables morts, les pertes matérielles immenses que nous avons subies, les fruits même de notre victoire, tout cela sera vain, si vous ne donnez pas d'enfants à la France, votre mère.

Qu'auriez-vous dû apprendre à la cérémonie religieuse ?

Si, comme je vous le souhaite de tout mon cœur, vous avez une foi profonde en Dieu, vous vous considérerez comme sa mandataire en ce monde pour y continuer son œuvre en perpétuant la race issue de ses mains. Vous vous souviendrez qu'au berceau même du monde, il a promis sa bénédiction aux familles nombreuses et vous penserez que, quoi qu'on dise, les enfants sont la meilleure sauvegarde du bonheur domestique [1].

---

1. Nous ne pouvons donner ici tous les développements que comporte le sujet. Les lectrices catholiques qui voudraient l'étudier plus complètement liront avec fruit *le Petit Catéchisme du Mariage*, de l'Abbé HOPPENOT. Aux lectrices protestantes, nous pouvons indiquer une intéressante brochure du Pasteur GOUNELLE (de Lyon) : *la Famille et les Forces de l'Avenir.*

Y a-t-il des objections à ces préceptes ?

Il n'en manque malheureusement point.

Une mère trop pleine de sollicitude pour votre santé, un père soucieux de préserver votre ménage d'une gêne passagère et d'éviter le morcellement indéfini de son patrimoine, un mari guidé par le désir de se réserver toute votre jeunesse et toute votre beauté, des amies. enfin, empressées à vous entourer d'avis où elles trouveront l'excuse à leur violation du devoir sacré, vous les feront tôt ou tard connaître.

Que répondrez-vous ?

Vos amies, vous les prierez gentiment de porter ailleurs leurs conseils.

Votre mari vous aime trop pour ne pas finir par être d'accord avec vous ; quand vous lui aurez donné le premier bébé qu'il attend, vous serez assez adroite pour ne pas l'en rendre jaloux ; vous ne le sacrifierez pas à l'enfant comme telle de vos compagnes ; vous saurez exciter son amour-propre de père à triompher de son égoïsme d'homme ; et surtout vous accorderez votre conduite à ses goûts. Est-il mondain ? vous ne prendrez point votre grossesse comme excuse à votre paresse de sortir. Est-il homme d'intérieur ? Vous l'associerez aux multiples fêtes intimes de votre vie maternelle, Mais évitez de transformer son cabinet de travail en *nursery* ; ingéniez-vous surtout à prévenir les incidents bruyants qui troubleraient son sommeil ou l'irriteraient dans le tracas de ses affaires : ce faisant, comme disent les Contes de la Mère l'Oye, vous serez heureuse et vous aurez beaucoup d'enfants.

Votre papa est certes excusable d'avoir des soucis : il est dans son rôle en désirant faciliter vos débuts dans la vie et en voulant faire largement bénéficier chacun de ses petits-enfants du fruit de son travail ou de sa bonne administration.

Mais il exagère ; il voit l'avenir trop en sombre. Invitez-le, comme dirait Gavroche, « à ne pas tant s'en faire ». S'il a des loisirs et jouit de quelque influence politique, invitez-le aussi à méditer sur l'immoralité de notre régime successoral qui risque de faire passer pour un mauvais père celui qui engendre plus de deux enfants [1].

Quant à *Madame votre Mère*, vous ne discuterez pas avec elle. Vous la convaincrez par les faits. Quand vous l'aurez rendue de nombreuses fois grand'mère, elle n'aura plus le courage de vous gronder. Et si, d'ailleurs, votre santé risquait réellement d'être compromise par des maternités successives, votre médecin saurait vous en avertir : nous en reparlerons bientôt.

II. — UN PEU D'ANATOMIE ET DE PHYSIOLOGIE

Comment s'appelle, en Biologie, la fonction qui **perpétue les espèces ?**

C'est la fonction de REPRODUCTION : elle est dans ses grandes lignes identique dans toutes les espèces supérieures, végétales et animales.

---

1. Lire à ce sujet : M. DE ROUX, *L'État et la Natalité.*

Quel en est le phénomène essentiel ?

La fécondation.

C'est la *fécondation*, c'est-à-dire la fusion intime, puis le dédoublement de deux noyaux cellulaires

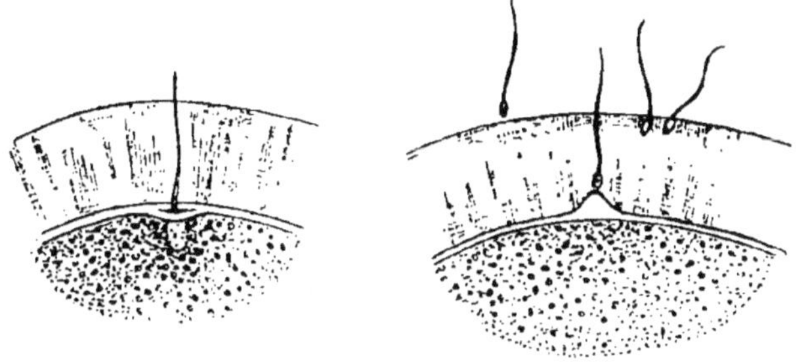

Fig. 1. — La Fécondation (d'après Mathias Duval), plusieurs cellules mâles abordent l'ovule ; une seule le pénètre.

(fig. 1 et 2) ; dans toutes les espèces animales douées d'un organisme différencié, les deux cellules dont les noyaux s'unissent pour constituer le

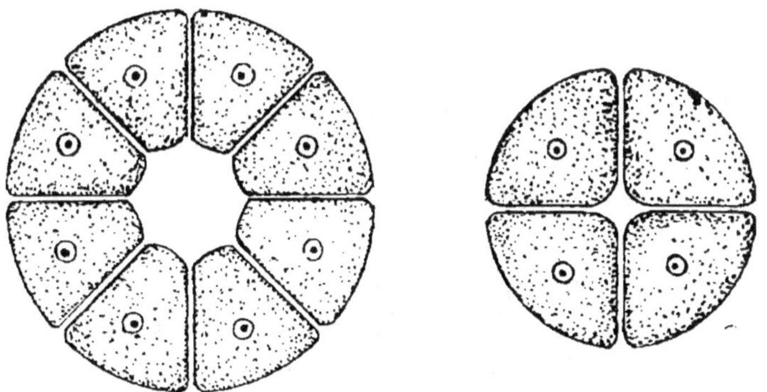

Fig. 2. — Division de l'ovule fécondé (d'après Mathias Duval).

germe de l'être nouveau proviennent de deux glandes différentes ; chez les principaux animaux, qu'ils rampent, nagent, volent ou trottent, les deux sortes de glandes ne se rencontrent point sur le même individu, mais sur des individus distincts, facilement reconnaissables d'ordinaire à des caractères extérieurs. L'ensemble de ces caractères constitue le *sexe*.

Quels sont les attributs principaux et la fonction du sexe masculin ?

Les animaux *mâles* portent une glande génitale mâle qui, chez les mammifères, a reçu le nom de testicule. Cette glande produit des cellules mâles destinées à féconder la cellule femelle.

Dans toute la série animale, le rôle du mâle dans la fonction de reproduction se borne à l'acte même de la fécondation.

Quels sont les attributs et les fonctions du sexe féminin ?

Les animaux *femelles* portent une glande génitale femelle, appelée *ovaire*, contenant des cellules femelles destinées à être fécondées par la cellule mâle. La femelle des mammifères, des oiseaux, des reptiles, ne se prête pas seulement à la fécondation de ses ovules par le mâle, elle assure en outre le développement de l'ovule fécondé, autrement dit de l'œuf, jusqu'à ce que le petit qui en doit sortir soit apte à la vie extérieure. Chez les animaux ovipares (oiseaux, reptiles), ce développement ne se fait qu'en partie dans le corps de la femelle. Au contraire, les petits des mammifères sortent vivants du sein de leurs mères, qualifiées pour cela de *vivipares*.

Dans quels organes s'accomplissent ces fonctions ?
Dans un ensemble d'organes qui porte le nom d'*appareil génital femelle*.

Nous y connaissons déjà de nom l'ovaire ou plutôt les ovaires, car il y en a deux ; il nous faut parler maintenant de l'utérus, des trompes et du vagin.

Quelle idée vous faites-vous de **l'utérus** ?
C'est une sorte de sac charnu, de consistance

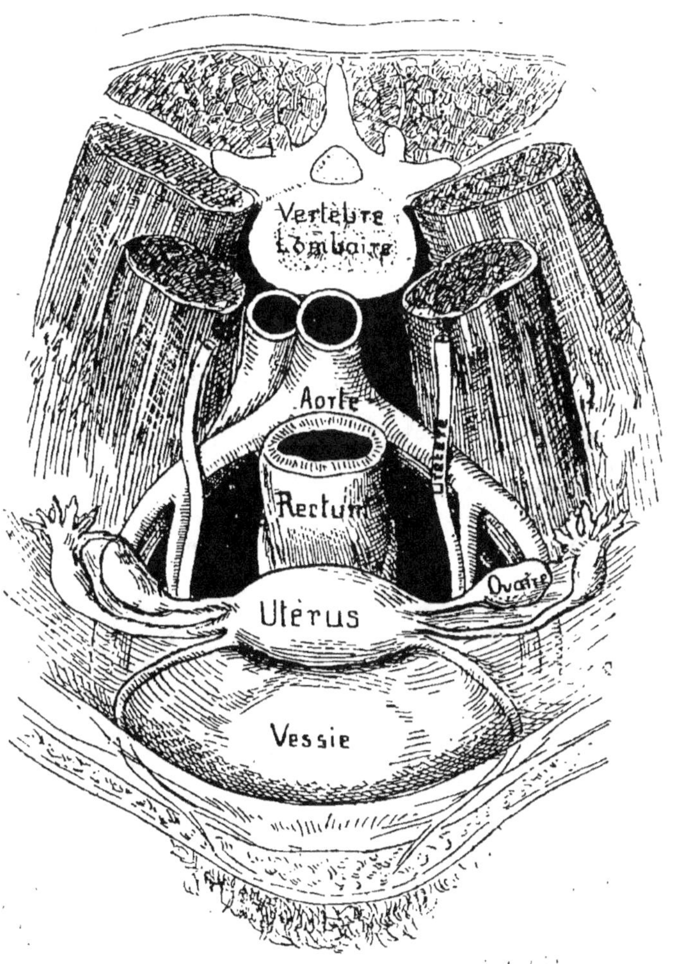

Fig. 3. — L'utérus et ses annexes vus d'en haut.

très ferme, ayant la forme et le volume d'une grosse figue allongée ou d'une petite poire (fig. 4 et 5). Ce sac est logé dans le petit bassin (bas-ventre) entre la

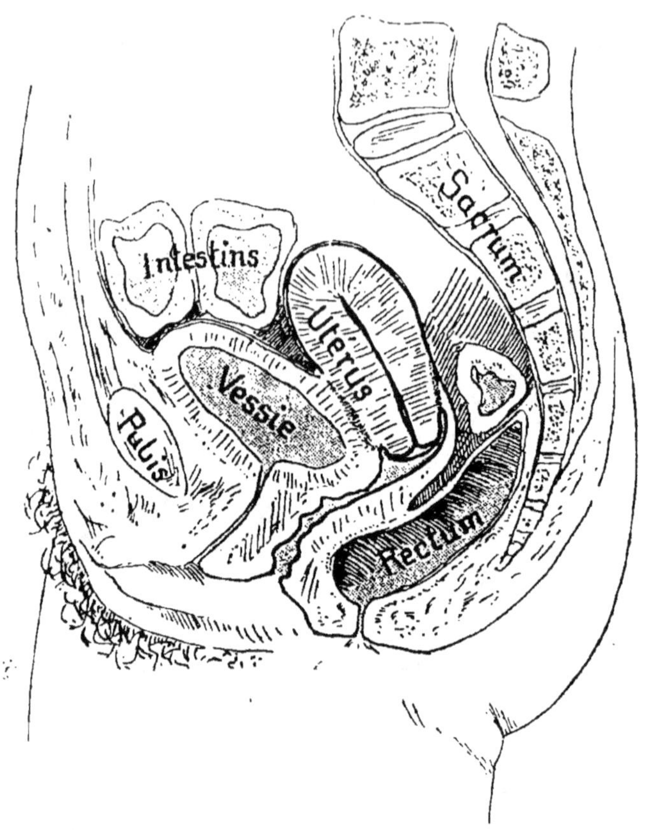

Fig. 4. — Coupe antéro-postérieure du bassin montrant
l'utérus en place.

vessie en avant et le rectum ; il se trouve légèrement aplati entre eux. Il y est placé pour ainsi
dire la tête en bas ; sa partie inférieure, qui repré-
sente l'attache de la poire, est arrondie et allongée ;
elle fait saillie dans le fond du vagin où elle est

accessible au doigt de votre accoucheur ou à la
canule de votre bock : c'est ce qu'on nomme le
col de l'utérus, par opposition au *corps* et au
dôme utérins.

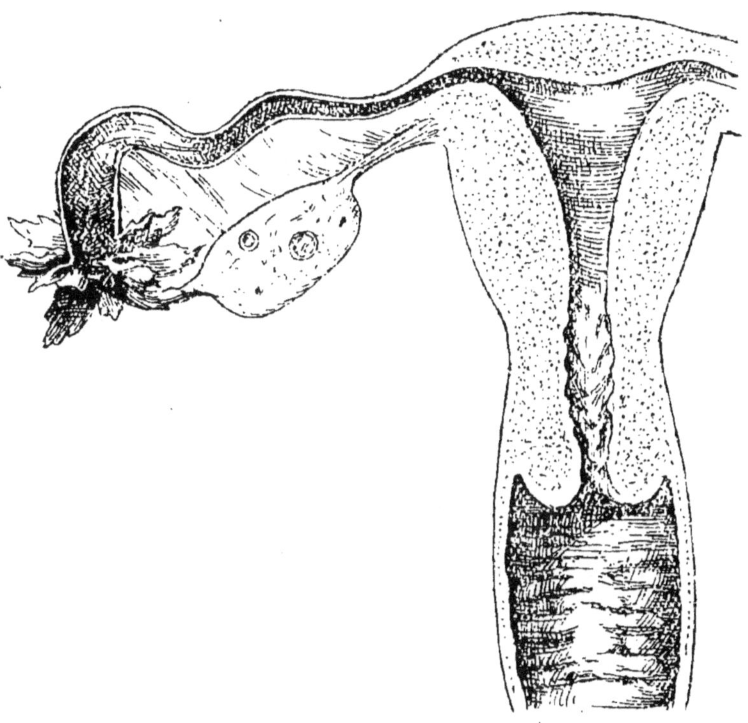

Fig. 5. — Coupe transversale de l'utérus et de ses annexes.

Le col porte en son centre un étroit orifice par
où l'on pénètre dans la cavité utérine. Cette cavité
est à peine marquée chez la femme nullipare et
pourtant elle est destinée à contenir un jour un
enfant et ses volumineuses annexes.

Si vous fendiez un utérus de part en part et
de haut en bas en passant par son axe, vous

verriez une longue fente commençant au niveau du col, le traversant de haut en bas, puis s'évasant dans le corps utérin pour y dessiner un triangle renversé. Aux deux angles supérieurs sont deux orifices par où les trompes s'abouchent dans l'utérus.

Qu'est-ce donc que les **trompes ?**

Ce sont deux conduits prolongeant latéralement le dôme utérin ; longues d'environ 12 centimètres, elles sont repliées sur elles-mêmes et semblent bien plus courtes. A leur point d'implantation sur la paroi de l'utérus, elles ont la forme et le volume d'un fort tuyau de plume de poule. Mais elles s'évasent pour s'épanouir à leur extrémité libre en un large pavillon qui leur a valu leur nom.

Ce pavillon est béant dans l'abdomen. C'est une porte ouverte sur la cavité péritonéale.

Donnez quelques précisions sur les **ovaires.**

Ce sont deux glandes ovoïdes aplaties d'avant en arrière. Une membrane, dans laquelle ils sont inclus, maintient les ovaires flottants dans le petit bassin, en dehors et un peu au-dessus de l'orifice du pavillon de la trompe (fig. 3).

L'aspect des ovaires est assez celui d'une grosse framboise très pâle. La surface en est granitée ; certains de ses grains forment une saillie plus marquée, ce sont ceux qui logent des ovules à maturité.

Qu'est-ce enfin que le **vagin ?**

C'est le canal qui met en communication les organes génitaux externes avec l'appareil génital interne dont nous venons de parler.

Étendu de la fente vulvaire [1] à la jonction du col et du corps de l'utérus, il ne joue guère qu'un rôle passif dans les diverses phases de la fonction de reproduction (fig. 4).

Qu'elle est la première de ces phases ?
C'est la fécondation.

Où se passe la fécondation ?
Il est admis maintenant qu'elle a lieu dans la trompe.

Mécanisme de la fécondation.

Comment cela se peut-il ?
La cellule mâle ou spermatozoïde, déposée dans le vagin ou, plus rarement, projetée directement dans l'orifice du col utérin, progresse par les mouvements propres dont elle est animée dans la cavité utérine, puis dans celle de l'une des trompes. Elle s'y rencontre parfois avec un ovule mûr frais pondu. Dans de telles conditions, ces deux cellules mâle et femelle sont attirées l'une vers l'autre par l'une des forces les plus mystérieuses de la biologie. Elles s'unissent par la fusion de leurs noyaux : dès maintenant, un nouvel être est virtuellement constitué.

*Cela se passe-t-il sans **difficultés** ?*
Si l'on pense à l'exiguïté de la taille du *spermatozoïde*, qui mesure 45 millièmes de millimètre de long sur 5 de large dans sa partie la plus renflée, on

1. Désignez l'orifice inférieur du vagin, l'entrée de vos organes génitaux, sous le nom de *vulve* et non pas de *matrice* ; cette dernière appellation est synonyme d'utérus.

est effrayé de la distance qu'il a à parcourir. Ce voyage est rendu bien plus hasardeux quand une anomalie ou une lésion acquise des voies génitales hérisse la route de difficultés nouvelles.

Cela vous explique l'influence désastreuse sur la

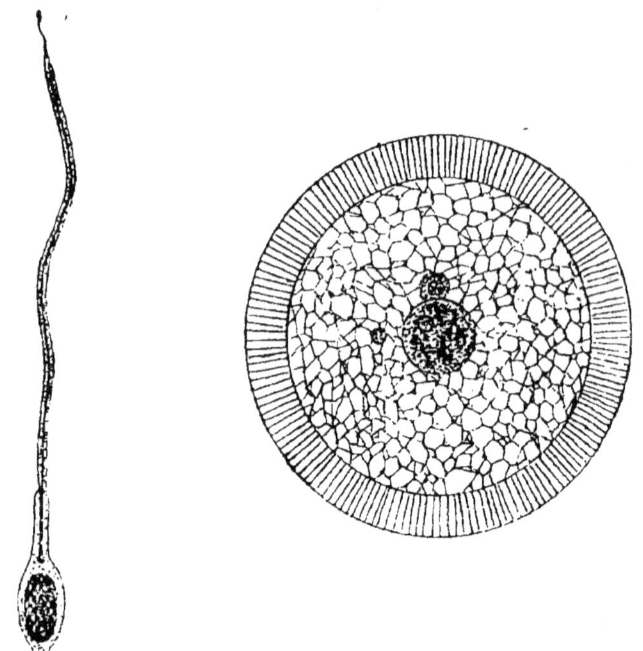

Fig. 6. — Spermatozoïde (à gauche) et ovule (à droite), avec sa membrane d'enveloppe et son noyau (d'après Mathias Duval).

maternité de toutes les maladies de l'appareil génital et spécialement de celles qui suivent les fausses couches. Il ne suffit pas au spermatozoïde d'arriver au terme de son voyage ; il faut encore qu'il s'y rencontre avec un ovule à féconder, car l'un et l'autre sont voués à une mort rapide s'ils restent isolés (fig. 6).

Quand l'ovule pénètre-il dans la trompe ?

Toutes les quatre semaines un ovule arrive à maturité parfaite dans la petite poche qui l'abrite et qui fait à la surface de l'ovaire une saillie dont nous avons déjà parlé.

Tendue à l'excès, cette poche se rompt, l'ovule s'en échappe : c'est la *ponte ovulaire*.

Quels phénomènes connexes sont liés à **l'ovulation ?**

La ponte ovulaire est suivie d'une forte poussée congestive qui, des ovaires, s'étendaux trompes, à l'utérus, à tous les organes du petit bassin. L'afflux sanguin est tel, notamment dans l'utérus, que la paroi de celui-ci est le siège d'un suintement hémorrhagique plus ou moins abondant et que vous désignez sous le nom de règles.

La *menstruation* suit à quelques jours près la ponte ovulaire.

Comment l'ovule pondu se rend-t-il au rendez-vous du spermatozoïde ?

Par un mécanisme extrêmement délicat. Incapable de se mouvoir par ses propres moyens, il est perdu s'il ne tombe en bon lieu.

Mais, s'il est projeté sur l'une des franges qui bordent le pavillon de la trompe, il y est happé par un mouvement continu s'exécutant toujours dans le même sens (de l'ovaire à l'utérus), et tout à fait analogue à celui des tapis roulants des grands magasins.

Voilà donc l'ovule transporté jusque dans la trompe et prêt à y être fécondé ; à moins qu'il n'ait manqué le coche ou qu'une *salpingite* ou toute autre maladie locale n'ait détraqué l'ingénieux appareil de transport.

Migration de l'œuf.

Que se passe-t-il après la fécondation ?
En même temps que l'œuf commence de se développer, il accomplit sa *nidation*.

Que faut-il entendre par là ?
C'est sa migration et son implantation dans la cavité utérine. Étudier cette dernière phase nous entraînerait trop loin ; quant à la migration, c'est la reprise du mouvement de l'ovule fécondé. C'est le même mécanisme qui porte l'œuf jusqu'au fond du dôme utérin ; les mêmes causes pathologiques peuvent l'empêcher d'arriver au port.

Que résulte-t-il de **l'arrêt de la migration** *de l'œuf ?*
Un accident très grave connu sous le nom de GROSSESSE EXTRA-UTÉRINE.

En effet, l'œuf n'ayant pu pénétrer dans l'utérus se greffe et se développe où il se trouve, c'est-à-dire dans la cavité de la trompe. Comme cet organe est trop mince pour se dilater suffisamment à mesure que l'œuf grossit, celui-ci doit se décoller, ou la trompe se rompre. Dans les deux éventualités, il se produit de redoutables hémorrhagies tant internes qu'externes.

III. — HYGIÈNE GÉNITALE DE LA JEUNE FEMME

Aux règles de l'hygiène générale viennent s'ajouter pour la jeune mariée les préceptes d'une hygiène spéciale : l'hygiène génitale.

Quel est le **but** *de cette hygiène ?*

La préservation des organes génitaux contre les risques d'infection qui les menacent et la préparation à la grossesse.

En quoi consiste-t-elle ?

Elle comprend des soins périodiques et des soins spéciaux d'hygiène conjugale.

Quels sont les **soins périodiques ?**

Ils comprennent tout d'abord la toilette génitale. Cette toilette doit être bi-quotidienne ; il est logique et préférable, à bien des égards, d'y apporter le maximum de temps et de minutie le soir plutôt que le matin, comme le font tant de femmes.

Elle est faite à l'eau bouillie, tiède ou froide, et au savon ; sous aucun prétexte on ne doit s'y servir d'éponges, réceptacles non stérilisables de tous les microbes.

En principe, l'eau sera pure ou additionnée de médicaments anodins : borate de soude (4 grammes par litre), perborate de soude (2 cuillerées à café par litre) ; ou bien l'on fera bouillir des feuilles de noyer, de thé ou de myrte pour aromatiser l'eau et la rendre astringente ; la racine de guimauve ou la graine de lin la rendraient, au contraire, émolliente et lénitive.

On n'emploiera jamais d'antiseptiques vrais (acide phénique, sublimé ou autres sels de mercure) sans ordonnance spéciale du médecin.

Viennent ensuite les injections vaginales. Beaucoup de femmes en prennent régulièrement chaque jour. En principe, cela n'est pas nécessaire, et même, lorsque les organes génitaux sont parfaitement sains, il est préférable d'espacer les injections, qui ne sont pas très favorables à la conception.

L'injection bi-hebdomadaire est parfaitement suffisante ; on en prendra naturellement une à la fin de chaque période menstruelle.

Comment prend-on une **injection ?**

Assise sur le bidet ou accroupie sur une cuvette la femme prend une très mauvaise injection. Elle doit être couchée sur son lit ou sur un tapis, le siège reposant sur un bassin de tôle émaillée ou encore sur siège spécial (fig. 7). La canule doit être en cristal ou en demi-cristal (jamais en ébonite), droite ou coudée, peu importe, à bout olivaire et à *un seul orifice* (fig. 8) : les canules en pomme d'arrosoir ne lavent pas mieux et ont l'inconvénient d'asperger le lit, chemise, etc. Le meilleur modèle de bock est encore la douche d'Esmarch (fig. 9) en tôle émaillée avec un bon tube en feuille anglaise. Par contre, le bock de voyage en caoutchouc est à proscrire absolument dans la vie normale.

Quelle qu'en soit la forme, le bock ne doit pas être placé trop haut, par rapport au bassin : trente centimètres de dénivellation donnent une pression suffisante.

Sauf indication spéciale, la température de l'eau doit être indifférente (36°, 37°) et l'on n'y doit ajouter que les substances énumérées à propos de la toilette, ou, tout au plus, quelque antiseptique léger à base de goudron ou de formol désodorisé (méthanaline, par exemple).

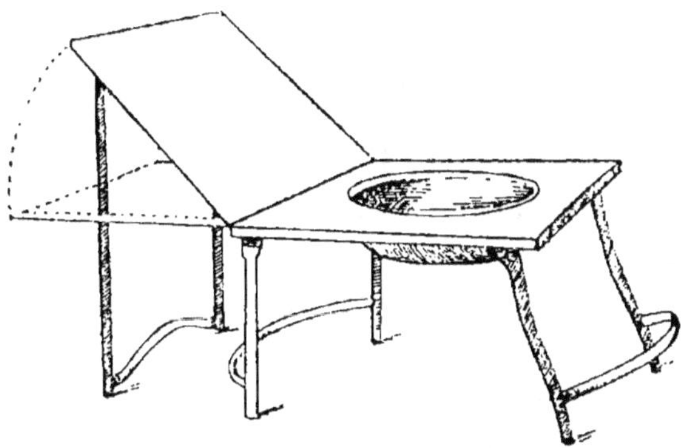

Fig. 7. — Siège-bidet pour prendre les injections
dans la position couchée.

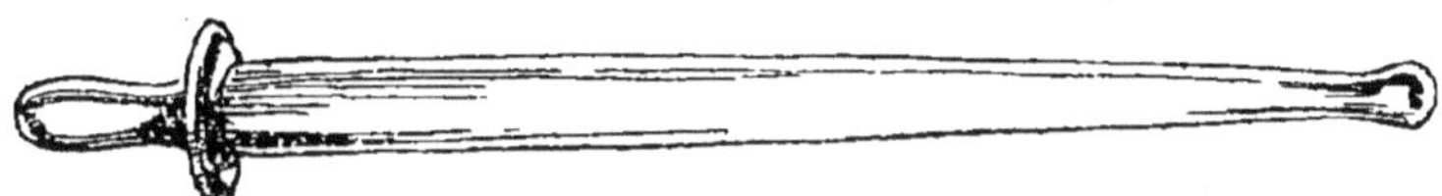

Fig. 8. — Canule vaginale de Pozzi (bon modèle).

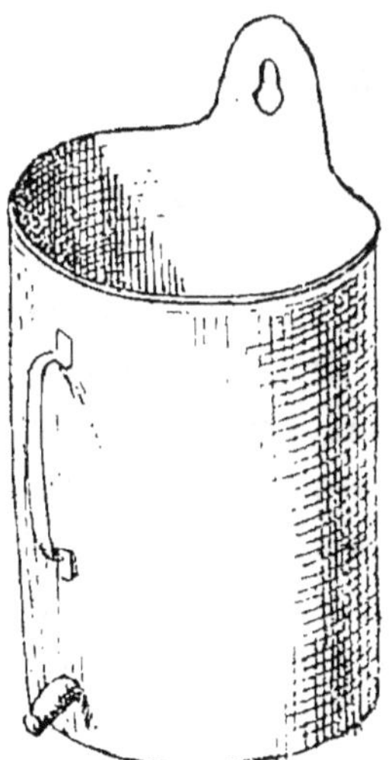

Fig. 9. — Bock en tôle émaillée emboutie.

Peut-on se blesser en prenant une injection ?
Beaucoup de femmes se servent mal de la canule et peuvent ainsi, sinon se blesser gravement du moins se faire du mal. Pour bien placer la canule il ne faut la tenir horizontale [1] que le temps d'en introduire l'extrémité olivaire. Sitôt cette olive entrée dans la vulve, il faut redresser la canule pour la diriger obliquement en bas et en avant, comme si on voulait en transpercer le lit : dans cette direction elle pénétrera facilement tout entière sans buter dans quoi que ce soit.

Quels **soins** *faut-il prendre à l'époque des* **règles ?**
Il faut continuer les toilettes comme en temps normal, et même les injections si l'on a l'habitude ancrée d'en prendre chaque jour. L'eau, pour l'une et l'autre pratique, doit toujours être tiède.

Garniture. La meilleure garniture consiste en une lame de coton hydrophile ensachée dans une gaze sans apprêt. Les bonnes pharmacies et les rayons d'hygiène des grands magasins vous offrent de telles garnitures toutes préparées et stérilisées.

A condition d'être souple et étroite, la serviette dite « périodique » en tissu éponge n'est pas mal. Trop large, elle irrite et « coupe » la face interne des cuisses, surtout chez les femmes grasses ou obligées de beaucoup marcher pendant leurs règles.

Ces femmes, quand elles perdent abondamment, ont souvent intérêt à s'introduire dans le vagin un tampon d'ouate enveloppé de gaze qu'elles changent deux et même trois fois par jour. En outre,

---

1. La femme étant supposée couchée.

elles doivent se poudrer abondamment d'une *poudre minérale* (talc et kaolin) la face interne des cuisses.

Est-il nécessaire de se **reposer** *pendant les* **règles ?**

Il est impossible de répondre d'une manière uniforme à cette question. Les femmes jeunes, saines, dont les règles ne se caractérisent ni par des douleurs abdominales ou lombaires, ni par des pertes exagérées, peuvent continuer de vaquer à leurs occupations. Les autres doivent au moins restreindre leur activité ; certaines doivent même garder le lit ou la chaise longue le premier jour.

Toutes doivent, cela va sans dire, s'abstenir de rapports conjugaux tant qu'il persiste un peu d'écoulement. Sans tomber dans l'exagération du *Talmud* qui prescrivait l'abstention complète pendant une semaine entière après la fin des règles, on doit reconnaître que ce précepte, ramené à de plus justes proportions, se justifie.

Qu'est-ce que **l'hygiène conjugale ?**

C'est celle dont les préceptes règlent les rapports intimes du ménage.

Nous ne les étudierons pas dans leur ensemble, mais nous limiterons à quelques points particuliers [1].

---

[1]. Il existe, et en grand nombre, des ouvrages traitant des rapports conjugaux ; ne pas les acheter à la légère, car bien peu donneraient des conseils honnêtes et judicieux. Beaucoup, sous couleur d'hygiène, ne sont que de la vulgaire pornographie ; d'autres prêchent la désertion du devoir conjugal. Donc, se méfier et prendre conseil. En voici deux qu'on peut recommander : Dr HENRI DROUIN : *Conseils aux jeunes gens* (Garnier frères) ; Dr J. POUY, de Capvern-les-Bains (Hautes-Pyrénées) : *Conseils à la Jeunesse sur l'Éducation sexuelle* (chez l'auteur).

Les premiers rapports sexuels nécessitent-ils des soins spéciaux ?

Non, quand tout se passe normalement ; mais il n'en est pas toujours ainsi.

Vulvite de défloration.

L'hémorragie, la petite perte de sang qui accompagne le premier rapport, n'a en général aucune suite. Parfois, la petite plaie dont elle traduit l'existence s'infecte ; il y a une inflammation légère, avec rougeur, douleur aux contacts et même à la marche, suintement séro-sanguinolent tachant un peu le linge.

Cette vulvite de défloration n'a par elle-même aucune gravité. Cependant, elle est le point de départ d'une complication douloureuse et gênante : le vaginisme.

Qu'est-ce que le **vaginisme ?**

C'est une contracture involontaire, spasmodique, des fibres musculaires de la vulve et du vagin, qui s'oppose à l'accomplissement des devoirs conjugaux et les rend en tout cas fort pénibles. Cette contracture a pour origine l'irritation, l'infection de la petite plaie et la persistance de la vulvite signalée plus haut.

Comment soigner le vaginisme ?

D'une part, par l'abstention complète des rapports conjugaux ; d'autre part, par des cautérisations ou, ce qui vaut mieux, des applications locales de courants électriques de haute fréquence.

Comment l'éviter ?

En s'abstenant de rapports conjugaux avant

qu'il soit déclaré, dès qu'apparaît la vulvite de dé-floration. Sous l'influence du repos et des toilettes génitales, celle-ci guérit toute seule en quelques jours et l'existence normale peut reprendre après une courte interruption.

La **vulvite** *est-elle toujours aussi bénigne ?*

Non ; il existe aussi des vulvo-vaginites aiguës qui s'accompagnent de pertes blanches plus abon-dantes, d'irritation des organes génitaux et de la face interne des cuisses, souvent aussi de douleurs à la miction et de besoins fréquents d'uriner.

Au moindre soupçon de semblable complication QUI PEUT ÊTRE GRAVE, consulter un médecin, mal-gré les paroles rassurantes d'une mère ou d'un mari.

Ces diverses précautions sont-elles faciles à prendre en voyage ?

Non, dans la plupart des cas, et c'est un sérieux argument contre le voyage de noces.

Quels autres arguments élèverez-vous contre le **voyage de noces ?**

Les fatigues, l'agitation fébrile qui vous préci-pitent de voiture en wagon, d'auto-car en gondole, de salon d'hôtel en musée, de théâtre en music-hall, sont un sacrifice à la tradition, à une mode aujourd'hui fort en baisse d'ailleurs.

L'isolement avec votre mari, dans une villégia-ture calme et paisible, vous paraîtra plus heu-reux au point de vue sentimental, car vous préférez, j'en suis sûr, la Carte du Tendre à la Carte Taride. Au point de vue physique, cette solution est aussi la meilleure ; combien de « mauvais départs » de la vie conjugale, combien de petites fausses couches ignorées ne permet-elle pas d'éviter !

Existe-t-il des moyens de **faciliter la conception ?**

Oui. On saura d'abord qu'il existe des époques particulièrement favorables à la fécondation. En premier lieu, il faut citer la période de huit à dix jours qui suit la fin des règles ; ensuite, mais à un bien moindre degré, les quarante-huit heures qui précèdent la menstruation suivante.

Les femmes qui ont des pertes blanches assez abondantes et de réaction acide ont quelque difficulté à devenir enceinte. Un remède anodin à cette cause de stérilité consiste à prendre immédiatement avant les rapports conjugaux une abondante injection d'une solution alcaline.

On peut, *à cet effet*, mettre jusqu'à 5o grammes de borate de soude (borax) dans une injection de deux litres.

Bien d'autres causes de stérilité peuvent être évitées. Aussi toute jeune femme qui, au bout d'un an de mariage, n'a pas commencé de grossesse doit-elle sans fausse honte, sans pudeur déplacée, consulter son médecin.

Sans parler des cas où une disposition anormale des voies génitales pourrait être facilement corrigée par un traitement approprié, il sera souvent aisé au médecin de donner un conseil utile.

*N'y a-t-il pas lieu quelquefois d'éviter une gros-
sesse ?*

Si ; cela peut avoir pour but de ménager votre
santé (tuberculose, maladies de cœur graves, albuminurie, etc.) et, dans ces cas, votre médecin
prendra l'initiative de vous conseiller l'abstention.
Cela peut aussi avoir pour but de sauvegarder la
santé et même la vie de votre futur enfant.

Ici, vous n'êtes plus seule en cause, car l'état de
votre mari au moment de la conception retentit
comme le vôtre sur l'enfant à venir.

Les maladies constitutionnelles chroniques sont
parfois un obstacle sérieux et prolongé à la pro-
création d'un enfant sain.

Il en est de même de la convalescence des maladies aiguës, même bénignes, et il est fâcheux
qu'une jeune femme devienne enceinte au moment
où elle ou *son mari* relèvent d'accès de fièvre de
quelque intensité ou de quelque durée.

Ces notions, assez nouvellement répandues, ont
été codifiées sous le nom d'*Eugénétique*, qu'on
pourrait traduire par *l'art de faire de beaux enfants*. D'aucuns, oubliant que le mieux est l'en-
nemi du bien, en ont exagéré la rigueur. Sans
tomber dans ce travers, qui vous mènerait à n'avoir
plus d'enfants du tout, il faut s'inspirer des considérations ci-dessus et, dans les cas douteux, prendre
conseil.

CHAPITRE II

LA GROSSESSE

I. — LA GROSSESSE NORMALE

Comment définir la grossesse ?

Définition.

La grossesse est l'état de la femme au sein de qui se développe un ovule fécondé.

Elle s'étend donc du moment de la *conception* à l'expulsion de son produit ou *accouchement*.

Elle peut être interrompue avant l'heure par la mort de l'enfant ou l'expulsion prématurée de l'œuf vivant ou non.

Quelle est la **durée** *de la grossesse ?*

Généralités.

Il est difficile de répondre d'une façon précise, car le moment exact de la conception nous échappe.

Ce qui est certain, c'est que les variations de durée, s'il en existe, sont de faible amplitude. Elles oscillent autour d'une moyenne de 270 à 280 jours.

Comment se **développe** *l'ovule fécondé ?*

Il se greffe dans un repli de la muqueuse qui tapisse la cavité utérine. Déjà, la cellule unique résultant de la fusion du spermatozoïde et de l'ovule s'est segmentée en 2, 4, 8, 16, 32 cellules nouvelles, etc. (fig. 2). Cette multiplication extrêmement rapide arrive en quelques jours à constituer un amas cellulaire, une masse charnue d'un volume appréciable, dans laquelle des couches se différencient et des rudiments d'organes s'ébauchent.

Un œuf de six semaines se présente sous l'aspect d'un petit sac oblong, long de près de deux centimètres, à surface hérissée de villosités touffues. Ces

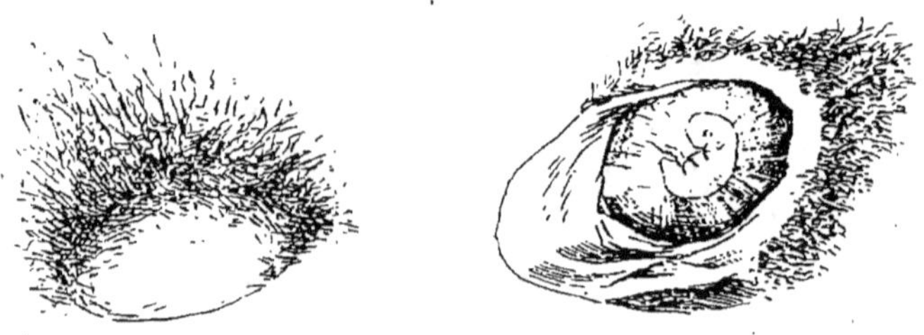

Fig 10 et 11. — Œuf de six semaines fermé (à gauche) et ouvert (à droite) (d'après Mathias Duval).

villosités, ces poils, sont autant de racines qui puisent dans le sang maternel la substance du futur enfant (fig. 10).

L'embryon. Le germe en est déjà bien visible ; gros comme un haricot dont il a la forme, il présente une extrémité renflée où deux globes oculaires permettent de reconnaître la tête et quatre moignons de membres. Du centre de la face convexe part une tige, faisceau de vaisseaux sanguins reliant le germe aux villosités nourricières (fig. 11).

Dès cette époque et jusqu'au 6ᵉ mois, le germe prend le nom d'*embryon* ; plus tard il devient un *fœtus*.

Quand **l'embryon** *prend-il des formes se rapprochant de celles de l'enfant ?*

Entre 3 mois 1/2 et 4 mois, les différentes par-

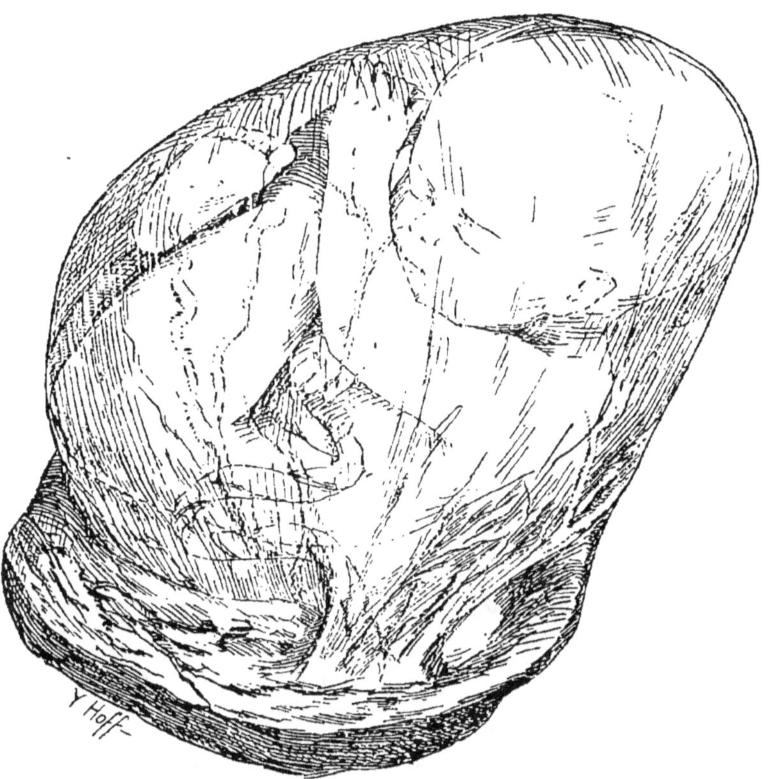

Fig. 12. — Œuf de 3 mois ; l'embryon est vu par transparence
à travers la plus interne des membranes (amnios). En bas et à
gauche, le placenta.

ties du corps de l'embryon ont acquis, sinon leurs
proportions définitives, du moins leurs formes
générales ; le sexe est dès cette époque facile à
reconnaître. L'embryon est toujours relié au sac
ovulaire par un cordon, auquel son implantation

au centre de l'abdomen (ombilic) vaut le nom de *cordon ombilical.*

Les vaisseaux nourriciers qui sillonnent le cordon ne se ramifient plus à la surface entière de l'œuf dans les villosités. Celles-ci, en se localisant dans une zone restreinte de la surface de l'œuf, s'y sont hypertrophiées en une volumineuse masse, *le placenta*, véritable éponge dans les mailles de laquelle le sang de l'enfant se revivifie et s'enrichit au contact et aux dépens de celui de sa mère. Partout ailleurs, la paroi de l'œuf est restée fort mince, bien qu'à l'œil nu on y distingue trois membranes superposées et aisément dissociables.

L'œuf garde sa forme arrondie : les vides y sont comblés par le *liquide amniotique* où baigne l'embryon (fig. 12).

Le fœtus. *L'œuf subit-il des modifications essentielles dans les trois derniers mois ?*

Au point de vue des organes du fœtus, oui ; mais les formes extérieures ne se modifient guère.

Toutefois, la peau qui laissait transparaître la chair et s'en distinguait à peine devient opaque en se revêtant du vernis blanc-rosé de l'épiderme ; les ongles, les cheveux se forment, les membres sont moins grêles et les extrémités, les pieds surtout, d'une longueur moins disproportionnée.

Quel est alors le **volume** *de l'œuf ?*

On peut s'en faire une idée en se rappelant qu'en moyenne la longueur de l'enfant est de

5o centimètres et son poids de 3 kg. 3oo ; la quantité de liquide amniotique est de 8oo grammes et le poids des annexes (ou *délivrance*, c'est-à-dire du placenta des membranes et du cordon) dépasse 5oo grammes.

Par quels symptômes se manifeste la grossesse ?

La plupart de ces symptômes consistent en des modifications des divers appareils et fonctions maternelles ; elles se traduisent par des sensations diverses ou même par des phénomènes aisément perceptibles ; d'autres sont intimement liées à la présence du fœtus et aux manifestations extérieures de sa vie ; leur constatation est surtout du domaine médical.

Quelles sont les principales modifications apportées par la grossesse aux fonctions génitales ?

La plus importante est la *suppression des règles*. L'ovulation, n'ayant plus d'objet dès que la femme est enceinte, cesse de se produire et la menstruation, phénomène connexe, est suspendue de même.

Toute **suppression de règles** *indique-t-elle un début de grossesse ?*

Nullement, de nombreuses autres causes peuvent, chez la jeune femme comme chez la jeune fille, amener un retard et même une suspension temporaire de l'écoulement menstruel. Cependant, chez une femme *habituellement bien réglée* et surtout chez une jeune mariée, la suspension des règles est un indice de la plus haute valeur.

Les règles peuvent-elles persister pendant la grossesse ?

On peut, dans la pratique, négliger les rarissimes exceptions à ce principe et répondre non.

Comment alors interpréter les **écoulements de sang** *qui surviennent pendant la grossesse ?*

Les uns surviennent à la date où les règles eussent dû apparaître, mais ils sont très inférieurs en quantité et en durée à l'écoulement menstruel, et, rares dès le premier mois, sont tout à fait exceptionnels le deuxième. Les autres se produisent à des dates quelconques ; ils sont de quantité très variable ; ce sont de véritables hémorragies dont nous dirons plus loin toute la gravité.

Développement de l'utérus. *Quelles modifications subissent les* **organes génitaux ?**

Ils sont, dès le début, le siège d'un énorme afflux sanguin en rapport avec l'importance des fonctions qui s'y accomplissent.

Les organes externes, le vagin lui-même y participent, ce qui se traduit par un gonflement marqué et même par un suintement séreux (pertes blanches), abondant surtout vers la fin de la grossesse.

La paroi de l'*utérus* gravide, elle aussi ramollie, s'hypertrophie en outre et peut ainsi se distendre à la demande de l'œuf en évolution.

L'augmentation de volume de l'utérus se fait d'abord remarquer par la pression qu'il exerce sur la vessie et les continuels besoins d'uriner que cela provoque. Peu après, tant en projetant directement la paroi abdominale qu'en refoulant en haut vers le thorax la masse des intestins, il fait prendre au ventre sa rotondité caractéristique. Selon le degré de résistance de la paroi abdominale, le *ventre* s'élargit davantage en avant ou sur les côtés. Ce dernier processus, qui ménage plus longtemps la coquetterie, est l'apanage des femmes jeunes et bien musclées ; aussi la première grossesse est-elle de beaucoup la plus facile à dissimuler longtemps.

Forme du ventre.

Pendant les sept premiers mois de la grossesse, utérus et abdomen se développent progressivement. Au début du 8e mois, surtout chez les primipares, le ventre semble s'affaisser : de fait, à cette époque, le fœtus, qui cherche à utiliser toute la place disponible, envahit largement l'excavation pelvienne (le bassin) qu'il avait presque entièrement respectée jusque-là. Il en résulte une diminution sensible du volume de l'abdomen et des malaises éprouvés jusqu'alors. Mais ce répit dure peu, car pendant les dernières semaines l'augmentation du fœtus en volume et en poids est particulièrement rapide.

Quel est le retentissement de la grossesse sur l'appareil digestif ?

Symptômes digestifs.

A part le refoulement général des viscères abdominaux, par l'utérus gravide, refoulement qui, au niveau du rectum, devient une véritable compression, les organes de la digestion sont relativement peu modifiés par la grossesse.

Il n'en est pas de même des fonctions digestives

qui sont toujours altérées, parfois gravement, et souvent dès les premiers jours de la grossesse. *L'appétit* devient extrêmement capricieux. Tantôt on observe un dégoût des aliments allant du simple manque d'entrain à table à l'inappétence complète, tantôt la femme enceinte a de la peine à se rassasier, tout en faisant un ou plusieurs repas supplémentaires.

Dans la grossesse normale, les dégoûts sont éphémères et ne dépassent pas les toutes premières semaines ; un appétit solide leur succède qui ne se ralentit qu'au dernier mois, par suite du défaut d'exercice. Mais ce n'est là qu'un schéma, souvent mis en défaut par les sautes d'humeur d'un estomac déréglé.

Cette instabilité ne porte pas seulement sur la quantité des aliments, mais aussi sur leur qualité. Par suite d'une véritable *perversion du goût*, tel mets particulièrement goûté avant la grossesse semble fade et insipide, tel autre qui inspirait de la répulsion accapare un moment toutes les faveurs pour être bientôt radicalement délaissé. Mais ce sont là des modifications du caractère et de la volonté bien plus que des troubles digestifs.

Pour en revenir à ceux-ci, notons les *lenteurs de la digestion*, les pesanteurs d'estomac auxquelles le surmenage de cet organe n'est sans doute pas étranger, puis les aigreurs et brûlures épigastriques, fréquentes surtout dans le dernier trimestre.

Vomissements. Mais, ce sont là phénomènes inconstants et de second ordre ; les *vomissements*, eux, ne manquent pour ainsi dire jamais. Ils apparaissent parfois avant tout retard de règles, parfois seulement au bout de six semaines ou même plus tard ; mais, précoces ou tardifs, ils surviennent un jour pour disparaître en général *au début* du 4e mois. On les observe à toute heure du jour et surtout le matin, soit avant, soit après le petit déjeuner ; souvent de courte durée, ils ne laissent pas de nausée après eux, et dès qu'elle a cessé de vomir la jeune femme peut reprendre son repas interrompu. Mais il est aussi des cas graves dont nous reparlerons en étudiant la pathologie de la grossesse.

La *constipation* est encore plus constante que les vomissements ; les femmes qui y échappent sont extrêmement rares. Pour l'entretenir, la suralimentation s'ajoute à la compression de l'intestin par l'utérus gravide.

Observe-t-on aussi des modifications de la respiration ?

La mère cède de l'oxygène à l'enfant ; elle en consomme aussi davantage pour utiliser, pour brûler une quantité supérieure d'aliments. A fournir ce supplément d'oxygène, la respiration doit accélérer son rythme, d'autant plus que l'amplitude de chaque mouvement respiratoire et par suite la quantité d'air inspiré est limitée par le refoulement vers le thorax des viscères contenus dans l'abdomen.

Ainsi s'explique en partie l'essoufflement fréquent des femmes avancées dans leur grossesse. Il ne faut d'ailleurs pas s'exagérer cette gêne, qui serait bien plus considérable si la femme, au lieu de respirer normalement avec ses côtes supérieures, avait, comme l'homme, l'habitude de respirer avec son diaphragme.

Travail du cœur.

Que se passe-t-il dans les organes de la circulation ?

Pour eux aussi, et dans des proportions plus fortes, le travail augmente, tandis que les difficultés mécaniques redoublent.

Pour satisfaire aux besoins nouveaux, la quantité du sang a sensiblement augmenté et cette masse de liquide accrue doit parcourir un plus vaste circuit d'artères et de veines ; en outre, les volumineux vaisseaux qui traversent l'abdomen sont comprimés par l'utérus, cependant que le cœur lui-même est, au moins dans les dernières semaines, déplacé et déformé par le refoulement du diaphragme.

Pouls.

Le cœur sain est heureusement plus accommodant qu'on ne le croirait et le large supplément de travail qu'on lui demande, progressivement d'ailleurs, n'est pas au-dessus de ses moyens. Il augmente un peu le nombre et la force de ses battements ; le pouls est plus rapide et plus plein : tout est dit.

Varices.

Les vaisseaux, ou du moins les veines, sont souvent moins complaisants. Chez un grand nombre de femmes, surtout après plusieurs grossesses, les veines des membres inférieurs ne résistent pas à la compression de leurs grands collecteurs, et rares sont les multipares qui n'ont pas de varices.

C'est aussi à cette gêne de la circulation de retour qu'il faut *en partie* rattacher l'œdème (enflure) des chevilles qui n'est pas rare.

Nutrition.

La nutrition n'est-elle point modifiée par la grossesse ?

La nutrition, c'est-à-dire l'ensemble des réactions chimiques qui s'opèrent dans le secret des multiples laboratoires cachés dans les organes et les tissus, est fortement modifiée par la grossesse.

La femme enceinte doit dans un temps relativement fort court élaborer les matériaux nécessaires à l'édification du corps de son enfant.

La concentration, la transformation et l'utilisation de ces matériaux neufs, la combustion et l'élimination de leurs déchets, telle est la surcharge imposée aux organes de la nutrition.

Pour aider aux opérations de cette chimie intime, une quantité notable d'eau est nécessaire. Telle est la raison pour laquelle tous les tissus se gonflent pendant la grossesse, souvent dès le début.

Ainsi s'expliquent, en dehors de toute autre cause d'enflure (et notamment de varices ou d'albuminurie), le gonflement des extrémités obligeant à modifier la pointure des chaussures, des gants et à retirer les bagues ; ainsi s'explique aussi que certaines jeunes femmes doivent desserrer la ceinture de leurs jupes de plusieurs travers de doigts, alors que l'utérus est à peine augmenté de volume.

Œdèmes légers.

Que se passe-t-il du côté des seins ?
Bien qu'ils ne doivent pratiquement avoir de fonctions utiles qu'après l'accouchement, les seins se modifient dès les premiers jours de la grossesse. Ils sont tendus, ils pointent, l'aréole qui entoure le mamelon est boursouflée, elle est également parsemée de petites granulations enchâssées dans la peau, tout à fait caractéristiques. Un peu plus tard, l'aréole prend une coloration foncée ; chez les

Modifications des seins.

blondes, de rosée elle vire au café au lait ; chez les brunes, elle prend une teinte de bronze qui, s'accentuant avec le temps, aboutit même chez certaines au noir franc. Ces pigmentations se disséminent à la surface de toute la glande, soit en petits îlots, soit par traînées brunes, suivant les entrelacs bleuâtres des veines largement dilatées. Tel est, à la fin de la grossesse, l'aspect des seins dont le volume a par ailleurs considérablement augmenté. Le mamelon est le siège d'écoulements parfois très précoces, mais peu abondants, d'un liquide clair, sucré, empesant le linge. Dans les dernières semaines et surtout chez les multipares, cette sécrétion, devenue jaune, est parfois assez abondante pour nécessiter un petit pansement.

Qu'est-ce que le masque de la grossesse ?

Signes du côté de la peau. — Les pigmentations signalées au niveau des seins existent en d'autres points du corps, et notamment au visage. On distingue, d'une part, une teinte générale bistre tout à fait analogue à celle du teint dit « bilieux » et des placards irrégulièrement étendus ou des taches ponctuées, sur le front, les ailes du nez, du menton ; ces taches sont rarement durables ; par contre, la teinte de fond persiste assez souvent, parce qu'elle est liée à une affection du foie. (Voir aux Maladies de la grossesse.)

Sur le corps, les points le plus souvent pigmentés sont la ligne médiane du ventre au-dessous et plus rarement au-dessus de l'ombilic (ligne brune de la grossesse) et les plis de flexion, pli du coude et pli du jarret.

Ces taches sont dues au dépôt dans l'épaisseur

du derme de particules colorées (pigments). On attribue ce phénomène au fonctionnement défectueux ou exagéré du foie et peut-être aussi d'autres glandes (capsules surrénales).

La peau ne subit-elle que cette altération ?

Non, elle peut être le siège d'une véritable lésion, d'autant plus à craindre qu'elle est très fréquente et qu'elle laisse des traces indélébiles.

Comment se produisent les **vergetures ?**

La cause immédiate en réside dans la rupture des fibres élastiques, qui constituent la partie résistante du derme, ou trame de la peau. Mais cette déchirure reconnaît elle-même des causes de deux ordres tout à fait différents : 1° fragilité exagérée de la peau, qu'on observe surtout chez les blondes à peau très fine ou chez les femmes trop grasses ; 2° distension exagérée de la peau par excès de volume de l'œuf (jumeaux, etc.) ou par faiblesse de la musculature abdominale ; dans ce dernier cas, les muscles ne contenant pas efficacement l'utérus gravide exposent le derme à une tension supérieure à sa résistance.

N'y a-t-il pas aussi des modifications du squelette et des articulations ?

Normalement il n'y a pas de modifications permanentes du squelette, mais il y a un relâchement des articulations du bassin, assez marqué, parfois, pour rendre la marche douloureuse. En outre, vers la fin de la gestation, on observe un changement de forme dans la colonne vertébrale. Instinctivement, pour éviter d'être entraînée en avant par le poids de son ventre, la femme grosse rejette, pour marcher, les épaules en arrière. La colonne vertébrale dessine donc une courbe à concavité postérieure de plus en plus marquée ; la région des reins se creuse de plus en plus, ce qu'on exprime par l'expression imagée d'*ensellure* lombaire.

Les autres appareils ne sont-ils pas aussi modifiés ?

Si ; il n'est pas un organe, pas une glande dont le fonctionnement ne soit exagéré, ralenti ou dévié par la gestation ; cet état produit, au total, une perturbation profonde dans l'organisme.

Le **caractère** *lui-même n'est-il pas affecté ?*

Il l'est dans des proportions très variables suivant les sujets et, chez une même femme, suivant les grossesses. En général, les primipares présentent des variations plus marquées. Toutes les facultés sont susceptibles d'être troublées ; au début, l'intelligence est souvent paresseuse, en même temps que se développe une tendance parfois invincible au sommeil, notamment après les repas ; la volonté est sujette à des sautes qui vont de la passivité la plus absolue aux caprices les plus agressifs.

Envies.   *Que faut-il penser des envies de la grossesse ?*

Les envies sont des désirs excessifs ayant d'ordinaire un objet des plus futiles. Ces désirs n'auraient aucun caractère particulier sans la croyance populaire qui, en imaginant une sanction matérielle à leur non-satisfaction, produit chez certaines femmes nerveuses une autosuggestion fâcheuse.

Comment peut-on détromper les femmes qui croient aux envies ?

Il serait superflu et vain de leur prouver par le raisonnement qu'il s'agit là d'une superstition ridicule. Mais vous pouvez le leur démontrer par les faits. Si le corps de l'enfant devait être marqué d'une tache à l'image de chaque mets souhaité en vain par sa mère, son corps entier serait tatoué d'une iconographie fantastique. En outre, cette iconographie devrait être polychrome. Or, on n'a jamais signalé que deux colorations générales d' « envies ». Les unes sont à base de noir et se nuancent de tous les tons, depuis le café au lait clair jusqu'au noir « nègre » : ce sont de simples taches de pigment (*nœvi pigmentaires*). Les autres, à fond rouge, varient du pourpre vif au lilas le plus foncé ; ce sont de véritables petites tumeurs formées dans l'épaisseur de la peau par des dilatations du réseau capillaire (*nœvi vasculaires*). Comment donc la peau de l'enfant s'impressionnerait-elle seulement quand sa mère désire passionnément du café au lait, des fraises ou du cirage !! et non quand on lui refuse du raisin blanc, des cornichons ou de la salade ? Si l'imagination maternelle était pour quoi que ce soit dans les taches qui défigurent certains nouveau-nés, il n'y aurait aucune limitation dans le choix des couleurs, et le vert, nécessaire à la figuration d'un grand nombre de comestibles, ne serait pas banni de la palette psycho-obstétricale.

Symptômes
fœtaux.

Quand et comment l'enfant manifeste-t-il sa présence ?

Il est impossible de préciser l'âge auquel l'embryon manifeste extérieurement qu'il est doué d'une vie propre ; il n'y a même pas moyen de s'entendre sur l'époque où ses manifestations, c'est-à-dire en premier lieu ses mouvements, sont perceptibles.

En moyenne, c'est *dans la première moitié du cinquième mois*, autrement dit quand la grossesse a 4 mois à 4 mois 1/2 de durée, que la mère ressent les premiers mouvements de son enfant. Cette sensation est plus précoce chez les multipares ; certaines la constatent de façon certaine à partir de 3 mois 1/2.

En quoi consiste cette sensation ?

C'est d'abord un menu frôlement, une sorte de chatouillement interne ; puis cela devient une sorte de secousse spasmodique, ou un véritable coup de pied. Enfin viennent des mouvements, parfois désordonnés, de tout le corps qui se déplace ou cherche à se mouvoir en totalité.

N'y a-t-il pas d'autres manifestations de l'activité fœtale ?

Si ; ce sont les battements du cœur de l'enfant. Mais c'est là un symptôme accessible seulement à l'examen médical. Aussi n'en parlerons-nous qu'en étudiant le diagnostic de la grossesse.

II. — DIAGNOSTIC DE LA GROSSESSE

Le **diagnostic précoce** *de la grossesse est-il possible ?*

Oui, si l'on veut seulement affirmer la probabilité d'une grossesse, mais il est impossible d'avoir une certitude absolue avant 4 mois 1/2.

Le diagnostic précoce est-il plus facile chez la primipare ?

Il est beaucoup plus aisé, parce qu'il repose en partie sur des signes auxquels une grossesse antérieure enlève de leur valeur.

Quels en sont les principaux éléments ?

C'est en tout premier lieu le retard des règles. Chez une jeune femme bien réglée et bien portante, il a une valeur considérable. Sur ce seul signe joint aux malaises, nausées et vomissements, bien des femmes pensent à juste titre qu'elles sont enceintes.

Le médecin peut ajouter deux éléments très importants par son examen qui porte surtout sur l'utérus et sur les seins. De ceux-ci nous avons dit ce qu'ils présentaient comme altérations caractéristiques. Quant à l'utérus, un médecin exercé arrive à en reconnaître les plus minimes modifications de consistance et de volume. Nettement constatés, des symptômes de cette nature permettent de conclure à une quasi-certitude de grossesse, à moins toutefois qu'il n'y ait quelque anomalie pouvant faire soupçonner un état pathologique.

Causes d'erreur. En effet, bien des maladies peuvent entraîner des causes d'erreur. L'anémie, la tuberculose, la convalescence de maladies aiguës, toutes les maladies générales enfin qui peuvent suspendre le cours des règles, sont de ce nombre.

Les maladies de l'appareil génital qui troublent la fonction menstruelle en même temps qu'elles donnent lieu à des altérations de forme, de volume, de consistance de l'utérus, imposent une réserve prudente au médecin, qui doit savoir en pareil cas calmer l'impatiente curiosité de sa cliente.

Signes de certitude. *Quand donc fera-t-on un diagnostic ferme ?*
Uniquement quand le médecin aura par lui-même constaté les signes de certitude, c'est-à-dire qu'il aura perçu à la main à travers la paroi les mouvements du fœtus, qu'il les aura entendus à l'auscultation, ou qu'il aura par le même procédé perçu les bruits du cœur fœtal.

Ces divers signes permettent d'affirmer à la fois l'existence d'une grossesse et la vie de l'embryon : on ne les constate, en général, qu'à partir du milieu du 5e mois, c'est-à-dire à la mi-terme. Toutefois, les mouvements actifs du fœtus peuvent être perçus à l'auscultation vers la fin du 4e mois, ce qui permet un diagnostic plus précoce.

N'existe-t-il pas un signe de certitude plus précoce encore ?
Si ; le médecin peut, en pratiquant le toucher vaginal, imprimer avec l'index de petites secousses à l'utérus distendu. En cas de grossesse, le petit corps fœtal, qui baigne, comme nous l'avons dit,

dans le liquide amniotique, s'y déplace à la manière d'un glaçon flottant dans un verre, et affirme sa présence par le choc en retour qu'il exerce sur le doigt explorateur. Ce signe, qui est parfois perceptible dès le début du 4ᵉ mois, est le plus précoce de tous, mais il n'indique pas de façon certaine si l'enfant est vivant ou non.

Comment se confirme le diagnostic de grossesse ?
Par son développement même, par l'accentuation de toutes les modifications organiques décrites plus haut et des mouvements actifs du fœtus.

III. — GROSSESSE PATHOLOGIQUE

Que faut-il entendre par grossesse pathologique ?
Pris dans leur sens strict, ces mots ne devraient s'appliquer qu'à la grossesse troublée dans sa marche normale par une maladie se rattachant spécialement à cet état.

Pour plus de facilité, nous envisagerons sous ce même titre l'influence de la grossesse sur toutes les maladies de la femme enceinte et le retentissement de celles-ci sur l'œuf en évolution.

Les maladies infectieuses aiguës sont-elles aggravées par la grossesse ?
Les maladies infectieuses aiguës, même les plus bénignes, comme la rougeole ou les oreillons, sont très aggravées par la grossesse.

La température, les phénomènes nerveux, les

éruptions, les manifestations congestives ou hé-
morragiques que chacune d'elles peut comporter
sont toujours très exagérées ; les complications y
sont à la fois beaucoup plus fréquentes et beaucoup plus graves ; aussi les femmes enceintes
paient-elles toujours un lourd tribut à toutes les
épidémies, notamment à celles de fièvre typhoïde
et de grippe.

*Comment les maladies infectieuses réagissent-elles
sur le produit de conception ?*

Le produit de conception, c'est-à-dire, suivant le
cas, l'embryon ou le fœtus est toujours intoxiqué
par les poisons infectieux que charrie le sang
maternel. Pour peu que la maladie soit grave, il
succombe et est évacué avant l'heure. Souvent
aussi l'œuf se décolle par suite de contractions
utérines et le résultat est le même, c'est-à-dire un
accouchement prématuré ou un avortement.

Cet accident est-il à redouter pour la mère ?

L'avortement au cours d'une maladie infectieuse
est une des plus graves éventualités à prévoir. Aux
dangers de la maladie initiale s'ajoutent tous ceux
de l'infection puerpérale. (V. chapitre III, titre V.)

*Faut-il au même degré redouter l'évolution d'une
maladie infectieuse chronique ?*

Nous parlerons plus tard de l'opportunité de
marier ou d'exposer à la conception les femmes
tuberculeuses ou syphilitiques, en nous plaçant
surtout au point de vue des intérêts de l'enfant.
Du point de vue maternel, la grossesse n'est pas à
souhaiter chez ces femmes.

La tuberculose est-elle fort aggravée par la grossesse ?

La tuberculose confirmée et en évolution subit presque toujours une aggravation marquée du fait de la grossesse ; l'aggravation peut être masquée par un mieux-être apparent pendant la gestation ; une évolution particulièrement rapide de la maladie pendant les semaines qui suivent l'accouchement compense d'ordinaire, et au delà, cette amélioration fictive.

Par contre, la tuberculose guérie n'est nullement incompatible avec l'accomplissement des fonctions maternelles.

*Quelles sont les **autres maladies** de l'appareil respiratoire à redouter ?*

Ce sont, au premier chef, la pneumonie et la pleurésie. L'une et l'autre entravent gravement le fonctionnement des poumons, alors que la femme enceinte a des besoins d'air pressants. La pneumonie agissant aussi comme maladie infectieuse est doublement grave.

Les autres affections des voies respiratoires sont à craindre dans la mesure où elles provoquent la toux dont les secousses retentissent péniblement — et dangereusement — sur l'utérus. La coqueluche, est naturellement au premier rang des maladies à éviter.

*Comment la femme atteinte d'une **maladie de cœur** supporte-t-elle la grossesse ?*

Un très grand nombre de femmes atteintes de lésions cardiaques bénignes et bien compensées ne sont nullement ou presque nullement incommodées par leur grossesse.

Par contre, les accidents, quand il en survient, sont d'une gravité extrême.

Permettre le mariage à une jeune fille, la maternité à une jeune femme atteinte d'une maladie de cœur est donc chose fort possible. Mais cette question délicate demande beaucoup de doigté et le médecin ou plutôt *les médecins* consultés ne peuvent la résoudre qu'après des examens multiples et prolongés [1].

L'évolution de la grossesse est-elle normale chez les cardiaques ?

Oui, dans tous les cas où il était légitime d'autoriser la grossesse. Chez les cardiaques trop avancées l'avortement est fréquent, et, s'il naît viable, l'enfant est presque toujours compromis dans son avenir par les souffrances qu'il a éprouvées au cours de la vie intra-utérine.

Varices. *Les varices prennent-elles parfois un développement considérable ?*

Souvent ; et bien que les paquets de veines variqueuses rétrocèdent en partie après l'accouchement, c'est l'origine de trop fréquentes infirmités. Ces paquets, qui siègent de préférence à la face interne des jambes et des cuisses, ou au niveau des organes génitaux externes, s'enflamment parfois à la suite de fatigues exagérées, de coups ou

---

1. Voir Dr L. POULIOT, *Des accidents qui compliquent les maladies du cœur au cours de la grossesse.* O. Doin, éditeur, Paris, 1904.

d'une maladie intercurrente ; il en résulte une *phlébite variqueuse*.

Quant à la rupture de varices, on l'observe presque exclusivement au niveau de la vulve ; c'est parfois l'occasion d'hémorragies sérieuses.

Qu'observe-t-on du côté des **voies urinaires ?**

On observe d'une part des anomalies de sécrétion, d'autre part des infections des différents organes.

Quels éléments anormaux trouve t-on le plus fréquemment dans les urines de la femme enceinte, et quelle en est la signification ?

Les modifications apportées par la grossesse aux fonctions de nutrition (voyez page 40) se traduisent par de gros changements dans les quantités et dans les proportions des éléments normaux de l'urine.

L'étude de ces changements dans une bonne analyse bien faite donne au médecin de précieux renseignements.

Quant aux éléments anormaux, ce sont, en premier lieu, *l'albumine* et le *sucre*.

A quoi est due l'albuminurie de la grossesse ?
Elle peut être due à une lésion antérieure du rein, ou apparaître pour la première fois au cours de la grossesse.

Albumi-nurie.

Quelle est la gravité des albuminuries anciennes ?
Elle varie beaucoup avec le taux de l'albumine, avec l'ancienneté et surtout l'intensité des lésions rénales en cause.

Mais, traduisant une lésion, même minime, de l'organe qui, déjà très surmené dans la grossesse normale, peut avoir à subir les terribles assauts dont nous parlerons plus loin (voyez page 66), l'albuminurie est un symptôme dont il faut tenir le plus grand compte.

La jeune femme qui commence une grossesse doit même signaler à son médecin non seulement les crises d'albuminurie, mais aussi les maladies qui engendrent habituellement ce symptôme, spécialement la diphtérie, l'érysipèle, et surtout la *scarlatine.*

Quelle est la signification des **albuminuries** *survenant au cours de la grossesse ?*

Quand l'albumine n'existe dans les urines qu'à l'état de traces, et lorsque à cette dose ou même à un taux un peu plus élevé elle n'est que tout à fait transitoire, elle traduit simplement un léger degré de congestion rénale uni ou bilatérale : elle n'offre alors aucune gravité, mais comme il s'agit là d'un symptôme d'interprétation délicate, le médecin doit toujours être consulté.

En effet, souvent aussi le passage de doses même minimes d'albumine dans les urines est l'indice de la plus redoutable des complications de la grossesse ; parfois elle ne précède que de quelques jours l'accident dramatique entre tous ceux qui menacent la femme grosse : la crise d'éclampsie, (voyez page 67).

La surveillance des urines est donc un des points essentiels de l'hygiène de la grossesse ; nous y reviendrons ultérieurement.

La présence du sucre dans les urines est-elle tou-jours un symptôme de diabète ?   Sucre.

Heureusement non. On peut en effet trouver dans les urines de la femme enceinte deux variétés de sucre qui ont de grandes ressemblances au point de vue chimique : le glucose et le lactose.

Le glucose ne passe dans les urines que s'il   Diabète.
se trouve dans le sang, et il n'existe dans le sang que si le foie l'y a laissé filtrer ; c'est ce qui constitue le diabète vrai, très grave pendant la grossesse, mais heureusement rare.

Le lactose, c'est le sucre de lait ; quand les   Lactosurie.
glandes mammaires, c'est-à-dire les seins, fonctionnent d'une façon active pendant les derniers mois de la gestation, leur sécrétion est en partie résorbée, reprise par la circulation : il pénètre ainsi dans le sang une quantité notable de lactose qui va s'éliminer par le rein et se retrouve dans les urines. Or, la très grande analogie chimique du glucose et du lactose empêche qu'on les distingue, à moins de recourir à des procédés d'analyse beaucoup plus longs et difficiles que ceux qu'il est d'usage d'employer communément dans les laboratoires.

La présence du sucre dans les urines ne doit donc être une source d'inquiétudes pour la femme enceinte qu'autant qu'elle est précoce et qu'elle dépasse quelques grammes. (La lactosurie ne dépasse pas d'ordinaire 6 à 8 grammes par vingt-quatre heures.)

Néanmoins, pour éviter tout mécompte, c'est encore là un symptôme dont il faut causer avec son médecin. Il appartiendra à celui-ci, dans les cas douteux, de provoquer une analyse permettant de dépister un diabète vrai là où on pensait à une simple lactosurie.

Cette dernière est un signe précurseur d'une abondante sécrétion lactée.

Maladies des voies urinaires.

Quelles sont les infections les plus fréquentes des voies urinaires pendant la grossesse ?

Ce sont les cystites et les pyélo-néphrites.

Cystite.

Qu'est-ce qu'une cystite ?

La cystite, ou inflammation de la vessie, s'observe chez les nombreuses femmes qui, dès leur entrée en ménage, paient de vulvo-vaginite de graves fautes d'hygiène conjugale.

Trop souvent ces infections aiguës de la vulve et du vagin se propagent aux voies urinaires. Le traitement de la cystite est long et minutieux ; aussi la maladie n'est-elle pas toujours guérie quand survient une grossesse ; il en résulte une recrudescence qu'explique assez la compression exercée sur la vessie par l'utérus gravide et les troubles fonctionnels consécutifs.

Rétention d'urine.

La femme enceinte ne peut-elle pas contracter d'autres variétés de cystites ?

Dans certaines circonstances, la difficulté d'uriner aboutit à une rétention d'urine. On peut être alors amené à vider artificiellement la vessie à l'aide d'une sonde.

Cette petite opération réclame toujours une asepsie minutieuse, faute de quoi la vessie s'infecte et une cystite se déclare.

La femme enceinte déploiera donc toute la patience qu'on lui demandera pour réduire au minimum le nombre des catéthérismes (sondages). D'autre part, sous un prétexte de pudeur mal placée, elle n'obligera pas son médecin à la sonder à l'aveuglette, ce qui entraînerait fatalement des fautes d'asepsie.

Qu'appelle-t-on pyélo-néphrite ?

C'est l'infection du rein et principalement de son bassinet, c'est-à-dire de l'entonnoir à branches multiples par où l'urine sécrétée dans le rein se collecte et se déverse dans l'uretère, long canal qui réunit à la vessie le rein correspondant.

Cette maladie est-elle fréquente pendant la grossesse ?

Elle est très fréquente depuis quelques années ; c'est elle qui bien souvent explique la présence dans les urines de traces *indosables* d'albumine.

Quelle est sa cause ?

Il y en a deux sortes. Parfois il s'agit d'une cystite compliquée, l'infection de la vessie ayant, de proche en proche gagné le rein par l'uretère et le bassinet.

Les autres reconnaissent une origine plus complexe : la constipation, que nous avons signalée, favorise le développement dans l'intestin de nombreux microbes. Ceux-ci, après avoir penétré dans la circulation, doivent être éliminés par le rein Un rein sain supporte aisément le passage de ces myriades de microbes. Il n'en est pas de même du rein altéré par la compression de l'uretère, compression qui à la longue amène la dilatation du bassinet et une congestion marquée du rein : tel est le cas du rein droit chez beaucoup de femmes enceintes, ce qui explique que la pyélo-néphrite, quand elle est unilatérale, siège presque toujours à droite.

*Les maladies de l'**appareil digestif** ont-elles quelque caractère particulier au cours de la grossesse ?*

Les unes sont une exagération plus ou moins considérable des troubles digestifs signalés pages 39 et 40 ; nous les considérons comme des maladies gravidiques proprement dites.

La plupart des autres sont de ces affections chroniques qui, pour pénibles et même dangereuses qu'elles puissent être à la longue, ne créent pas de périls spéciaux pendant les neuf mois d'une grossesse.

Faisons une mention spéciale pour quelques-unes d'entre elles.

*Les maladies du **foie** sont-elles fréquentes ?*

A l'état subaigu elles sont banales et jouent un grand rôle dans les altérations du teint (v. p. 44.)

A l'état aigu, elles sont loin d'être rares et consistent surtout en poussées de congestion du foie et en coliques hépatiques.

Les unes et les autres sont plus douloureuses que graves.

*Les **entérites** aiguës sont-elles à redouter ?*

Elles traduisent une population anormale du

coli-bacille dans l'intestin et peuvent faire craindre la pyélo-néphrite.

Quelle est la gravité de **l'appendicite ?**

La crise d'appendicite est une des plus redoutables complications de la grossesse ; il est donc d'une prudence élémentaire de faire opérer à froid toute jeune fille ou jeune femme chez qui le diagnostic a été nettement établi.

Dans la crise aiguë, c'est encore l'élément infectieux qui fait tout le danger, aussi le fœtus succombe-t-il toujours le premier, trop souvent suivi par sa mère.

Ce pronostic est-il fatal ?

Pas absolument ; une consultation médicale immédiate, qui aboutira presque toujours à une opération hâtive, peut donner de sérieuses chances de survie.

Les opérations chirurgicales sont donc possibles pendant la grossesse ?

La chirurgie moderne, avec ses procédés nouveaux d'anesthésie et son asepsie parfaite, n'a plus les mêmes motifs de redouter chez la femme enceinte des opérations qui eussent autrefois, presque à coup sûr, entraîné soit une interruption prématurée de la grossesse, soit des accidents graves pour la mère.

Seules, les opérations comportant un gros choc opératoire, comme l'amputation totale d'un membre, risquent de provoquer un avortement. Les opérations portant sur les organes génitaux et sur l'utérus lui-même peuvent parfaitement être pratiquées pendant la grossesse, moyennant quelques précautions. Néanmoins, il n'est que prudent de faire exécuter, avant tout début de grossesse, les opérations chirurgicales qu'on sait devoir subir.

Chutes.

La femme enceinte supporte-t-elle aussi bien les chutes et accidents ?

Les accidents, dans lesquels il n'y a ni gros choc nerveux ni traumatisme direct sur l'utérus gravide, sont en général assez bien supportés. Il est cependant indispensable d'éviter de s'exposer aux bousculades, aux chutes et aux coups dont on ne peut jamais prévoir les conséquences exactes.

Maladies de l'appareil génital.

Quelles sont les principales affections des organes génitaux externes (vulve et vagin) pendant la grossesse ?

Ce sont les vulvo-vaginites, les végétations vulvaires, la bartholinite et les varices des grandes lèvres. Nous ne parlerons pas de ces dernières, dont nous avons déjà signalé le danger.

Quant aux autres, ce sont des manifestations diverses d'une même cause, *l'infection locale.*

Infection.

Cette infection reconnaît des causes multiples, dans lesquelles les rapports conjugaux jouent un rôle prépondérant. Elle porte sur les glandes du vagin et de la vulve, ce qui entraîne des écoulements (pertes blanches) abondants ; elle atteint aussi les glandes de Bartholin (volumineuses glandes situées de part et d'autre du vagin, dans la partie postérieure des grandes lèvres) et y détermine des abcès fort douloureux, appelés bartho-linites ; enfin, elle se complique parfois de véritables tumeurs inflammatoires. Ces excroissances de la peau et des muqueuses se développent à la manière d'arborescences végétales et prennent, selon la comparaison classique, l'aspect de choux-fleurs saignant et suppurant.

Cette infection peut-elle avoir des conséquences graves ?

Elle est l'origine la plus habituelle de la plupart des cas d'infection puerpérale. (Voy. chapitre iii, titre V). Aussi est-il nécessaire de la soigner dès ses premières manifestations, sans attendre les diverses complications signalées plus haut.

Toute recrudescence de pertes blanches, surtout si elle s'accompagne de cuisson et de rougeurs de la vulve et de la face interne des cuisses, doit donner lieu à consultation médicale.

Pertes blanches.

Les maladies graves des **organes génitaux** *internes compliquent-elles fréquemment la grossesse ?*

Ces maladies, constituant un obstacle sérieux à la conception, ne compliquent pas très fréquemment la grossesse ; nous rappelons le rôle qu'elles jouent dans la genèse des grossesses extra-utérines.

L'utérus a-t-il toujours une forme et une position correctes ?

Déviations et coudures utérines.

Soit de naissance, soit à la suite d'une métrite (voy. ci-dessous), d'une fausse couche ou de suites de couches pathologiques, l'utérus peut être coudé en avant ou en arrière (anté ou rétroflexion, ou encore basculé en totalité dans l'un ou l'autre sens (anté ou rétroversion).

Quelle influence exercent sur la conception les coudures de l'utérus ?

Ces coudures, et spécialement l'anté-flexion, sont une des cause les plus fréquentes de la stérilité ; elles sont d'ailleurs justiciables d'un traitement chirurgical souvent suivi d'une grossesse, et qui en tout cas calme les douleurs très vives que beaucoup de femmes éprouvent au moment de leurs règles.

Rétro-version.   *Quelle est l'évolution de la grossesse dans un utérus atteint de déviation ?*

La *rétro-version* seule est en cause ici ; légère, elle n'apporte qu'un faible obstacle à la conception et souvent elle s'atténue pendant la grossesse pour s'aggraver après l'accouchement. Parfois elle s'accentue, au contraire, dès les premières semaines de la gestation ; en ce cas, l'utérus gravide se trouve vite incarcéré dans le petit bassin, et, comme il ne cesse de s'accroître, il comprime les organes voisins au prix de douleurs et de complications très graves.

Quel est le symptôme prémonitoire de ces accidents ?

La rétention totale ou partielle des urines, surtout chez une multipare, doit toujours faire craindre une rétroversion.

Métrites.   *Les métrites sont-elles compatibles avec une évolution normale de la grossesse ?*

La grossesse ne survient guère chez une femme

atteinte de métrite que si un traitement approprié a amené la guérison ou une amélioration notable. Cependant, la métrite étant une maladie inflammatoire, c'est-à-dire infectieuse, de l'utérus, on peut toujours craindre un réveil de l'infection, surtout dans les suites de couches, et il ne faut pas manquer de mettre le médecin au courant des symptômes éprouvés et des traitements suivis.

En est-il de même des salpingites ?   Salpingites.

On peut en dire autant de la salpingite (ou inflammation des trompes), en insistant toutefois sur le danger de réinfection qui est à la fois plus marqué et plus gros de conséquences.

Et les fibromes de l'utérus ?   Fibromes.

Les tumeurs fibreuses de l'utérus, quand elles sont volumineuses, sont un très sérieux obstacle à la fécondation. Néanmoins on observe assez souvent des grossesses chez des femmes atteintes de fibromes utérins.

Comment se développe la grossesse dans un utérus fibromateux ?

Assez mal, du fait de la métrite qui complique toujours les fibromes, et de l'élasticité inégale de la paroi utérine.

Quels sont les **accidents** *à craindre ?*

Le décollement prématuré de l'œuf, entraînant des hémorragies d'abord, une fausse couche ensuite. Enfin il peut y avoir de grosses difficultés pour l'accouchement, du fait même des fibromes dont le volume s'accroît toujours dans une forte proportion. Une surveillance médicale très stricte s'impose donc, ainsi que des préparatifs spéciaux en vue de l'accouchement (voy. chap. iii).

Kystes de l'ovaire. *Les kystes de l'ovaire gênent-ils autant le développement de la grossesse ?*

Non ; ils peuvent toutefois se rompre ou subir d'autres complications. Il est donc, en général, préférable de les opérer en temps opportun ; cette règle s'applique aussi à certains fibromes.

Quelle maladie nous reste-t-il maintenant à étudier ?

Il nous reste à étudier les maladies que nous avons jusqu'ici réservées comme étant spéciales à la grossesse.

Intoxication. *Quel lien existe-t-il entre-elles ?*

Celui d'une commune origine : elles sont les unes et les autres les manifestations d'un véritable empoisonnement.

Quelle est la source de cet empoisonnement ?

Il est à peu près démontré à l'heure actuelle qu'elle n'est pas dans un des organes de la femme, mais dans l'œuf qui devient toxique pour l'organisme maternel.

Vomissements. *Quelle est, par ordre de date, la première de ces manifestations toxiques ?*

Ce sont les vomissements.

Faut-il donc considérer comme une maladie tous les vomissements de la grossesse ?

Non, car il s'agit d'un symptôme banal dont seule l'exagération est à craindre.

Est-il des femmes chez qui les **vomissements** *deviennent* **graves ?**

Il est des femmes qui rendent tous les aliments, qui ne tolèrent pas même de l'eau comme boisson, et qui, si cet état se prolonge, périssent misérablement.

Comment se nomment alors les vomissements ?

Ce sont les vomissements incoercibles ; il est heureusement assez rare qu'on ne puisse les enrayer à temps par une thérapeutique appropriée. Cette maladie est une de celles où la femme enceinte doit témoigner le plus de confiance à son médecin pour accepter ses décisions, quelles qu'elles soient.

N'est-il pas des femmes chez qui les vomissements sont remplacés par une salivation abondante ?

La salivation exagérée, ou ptyalisme, s'observe parfois pendant les premiers mois de la grossesse ; elle est rare après la mi-terme, mais peut cependant persister jusqu'à l'accouchement.

Que faut-il penser de cette salivation ?

Elle n'a plus la gravité des vomissements, puisqu'elle permet à la malade de s'alimenter, mais elle prédispose à toutes les manifestations plus graves de l'intoxication gravidique.

Albumi-
nurie
toxique.

Quels sont les rapports de l'albuminurie avec l'intoxication gravidique ?

Nous avons dit plus haut ce qu'il fallait penser des albuminuries très légères de la fin de la grossesse, ou de celles qui sont en rapport avec une lésion ancienne des reins.

L'albuminurie toxique est presque toujours une *albuminurie massive*, débutant brusquement par de hautes doses (1 gr. 1/2, 2 grammes par litre), montant lors des paroxysmes à 10 et même 20 grammes. Il existe cependant des formes, d'ailleurs très rares, d'intoxication sans albuminurie.

Symptômes
généraux.

Quels sont alors les symptômes précurseurs de l'intoxication ?

Ce sont des œdèmes (enflures) des membres inférieurs, puis de tout le corps, œdèmes qui traduisent un trouble profond de la nutrition générale et de la fonction urinaire.

Ce sont les *maux de tête*, qui ont toujours une grosse importance chez la femme enceinte, quand ils persistent après l'administration d'un purgatif léger.

Ils se compliquent souvent de somnolence, de troubles de la vue, nuages devant les yeux, éblouissements, et même d'une diminution considérable de l'acuité visuelle.

Un autre phénomène douloureux, heureusement plus rare mais très grave, est *la douleur en barre au creux de l'estomac.*

Ces symptomes peuvent-ils être enrayés ?
Oui, avec la plus grande facilité, au début.

A quoi aboutissent ces symptômes, s'ils ne sont pas soignés à temps ?

Au plus redoutable des accidents qui menacent la femme enceinte : la crise d'éclampsie.

Quand survient cet accident ?

D'une façon générale, il ne survient que dans les deux derniers mois, avec une bien plus grande fréquence dans les deux dernières semaines. Ou peut aussi l'observer jusqu'au 10e jour après l'accouchement.

Qu'est-ce que la crise d'éclampsie ?

C'est une attaque convulsive, ressemblant assez à la crise d'épilepsie ; cette attaque porte au maximum tous les symptômes déjà énumérés ; l'albuminurie atteint les taux les plus élevés, la perte de connaissance se prolonge parfois plusieurs heures, et c'est au cours de cette crise, ou dans les heures qui la précèdent, que les lésions du rein et du foie se créent avec une invraisemblable rapidité.

Dès lors la situation devient très grave, car l'altération du foie et des reins, organes destinés à l'élimination des poisons, s'oppose d'une façon presque absolue au rétablissement spontané.

Comment survient la mort chez la femme éclamptique ?

Ordinairement elle ne succombe qu'après un certain nombre de crises de plus en plus violentes et de plus en plus rapprochées. Après quelques attaques, elle ne sort plus du coma, et elle succombe par arrêt progressif de la respiration et du cœur. Assez souvent cet état traduit une abondante hémorragie cérébrale, qui est au-dessus des ressources de la thérapeutique.

Cécité. — *Dans les cas traités à temps et se terminant par la guérison, y a-t-il lieu de craindre des complications ?*

Pour la mère, l'une des plus à craindre est l'atteinte de la vue ; les troubles passagers que nous avons signalés peuvent faire place à des lésions anatomiques définitives entraînant un affaiblissement considérable de l'acuité visuelle et même la cécité.

Avenir de l'enfant. — Quant à l'enfant, il est gravement compromis ; assez souvent il succombe au sein de sa mère ; s'il survit, ce n'est presque toujours que grâce à un accouchement prématuré, spontané ou provoqué : aussi, né débile du fait à la fois de l'intoxication maternelle et de son développement insuffisant, a-t-il peu de chances de survivre.

N'existe-t-il pas des **troubles** *toxiques* **après** *l'accouchement ?*

Nous avons signalé la possibilité de crises tardives d'éclampsie ne faisant leur apparition que dans les premiers jours des suites de couches.

Il existe en outre, assez rarement d'ailleurs et en général à une période un peu plus tardive, des *troubles mentaux* décrits autrefois sous le nom impropre de *folie puerpérale.*

Ces troubles aboutissent parfois chez les prédisposées à une perturbation définitive plus ou moins marquée des facultés intellectuelles.

Dans les autres cas, le retour à la pleine raison se fait progressivement.

Les troubles psychiques sont-ils exclusivement **d'origine toxique ?**

Non, et il est rare qu'une infection au moins légère ne se soit déclarée au début des suites de couches. Néanmoins, l'élément essentiel est l'intoxication gravidique sous l'une de ses formes : éclampsie, albuminurie, vomissements, ou même salivation.

IV. — INCIDENTS ET ACCIDENTS DE LA GROSSESSE

Comment, en fin de compte, se traduisent tous les incidents et accidents de grossesse ?

Par trois grands symptômes : les pertes d'eau, les pertes de sang, les contractions douloureuses.

Quand observe-t-on des **pertes d'eau ?**

Il en est de deux sortes, cliniquemeut bien différentes, et survenant, les unes surtout dans les quatre premiers mois, les autres exclusivement dans les trois derniers.

Quels sont les caractères des pertes d'eau des premiers mois ?

Ce sont des pertes *discontinues*, se produisant soit lentement, mais avec de longues irruptions, soit par petits jets, par brusques émissions intermittentes.

Le liquide en est rarement très fluide ou très

clair ; il est d'ordinaire visqueux et nuancé de jaune ou de rose ; dans ce dernier cas, une teinte plus vive peut l'apparenter plus ou moins aux pertes de sang.

Vaginites.

Comment faut-il les interpréter ?

Parfois chez les femmes atteintes de vaginites particulièrement intenses, c'est une simple leucorrhée * dont l'abondance excessive simule une véritable perte.

Hydrorrhée déciduale.

Plus souvent le liquide provient non du vagin, mais de l'utérus. Entre l'œuf et la paroi utérine ou entre les feuillets de la plus externe des membranes ovulaires, il s'accumule du liquide séreux qui, de temps à autre, s'écoule brusquement. C'est là surtout un accident des 3e et 4e mois, dû en général à l'existence d'un certain degré de métrite et qui n'a aucune importance, du moins sur le moment.

Quelles sont les caractères des **pertes d'eau des derniers mois ?**

Ce sont des pertes abondantes, commençant par un flot, une inondation soudaine du lit ou des jupes et se prolongeant en un écoulement *continu* ; la marche, les changements de position, les mouvements en redoublent la quantité. Le liquide perdu est vraiment « comme de l'eau », à peine teinté de jaune verdâtre ; mais il répand une odeur à la fois fade et pénétrante.

Quelle est **l'origine** *de ce liquide ?*

C'est le liquide amniotique, c'est-à-dire le liquide qui remplit la cavité de l'œuf et dans lequel baigne l'enfant ; c'est ce qu'on appelle vulgairement « les eaux », d'où l'expression « perdre les eaux » pour désigner l'accident qui nous occupe.

Normalement (voir ch. III, titre III), les membranes de l'œuf ne se rompent qu'au cours de l'accouchement. La perte des eaux pendant la grossesse est donc liée à une rupture prématurée des membranes.

Que s'ensuit-il ?

Dans l'immense majorité des cas, soit dans les heures qui suivent, soit après un délai de 36 heures à quatre ou cinq jours, l'acccouchement prématuré suit la perte des eaux.

L'accouchement prématuré *est-il fatal ?*

Pas absolument, car dans des cas d'ailleurs très rares on a vu la grossesse persister malgré une rupture des membranes qui siégait alors très haut et avait pour conséquence une perte d'eau très prolongée.

D'autre part, il existe une cause d'erreur. Parfois le liquide amniotique filtre à travers la membrane la plus interne de l'œuf et s'accumule dans une poche qu'il se crée progressivement en distendant les membranes superficielles. Celles-ci, lorsque leur élasticité est vaincue, se rompent seules, et le liquide s'écoule sans que l'œuf soit ouvert : la grossesse peut donc continuer.

Poche amnio-cho-riale.

Comment reconnaîtra-t-on qu'il en est ainsi ?

En analysant bien les symptômes ; car si les

caractères du liquide et la brusquerie de l'inondation sont les mêmes que dans la rupture vraie, l'écoulement ne se prolonge pas ou cesse presque aussitôt.

Toutefois il y a là matière à une interprétation délicate qui est exclusivement du domaine médical.

Que faut-il penser des **pertes de sang** *chez la femme enceinte ?*

C'est toujours un très fâcheux symptôme, car il traduit un décollement plus ou moins important de l'œuf.

Tantôt c'est le décollement d'un placenta normal et normalement inséré, mais décollé par un traumatisme violent, par une chute ; plus souvent c'est à la suite de phénomènes pathologiques, formation dans le placenta de foyers apoplectiques, qui s'ouvrent ultérieurement donnant lieu à hémorragie : c'est ce qui se passe au cours de nombre de maladies aiguës ou chroniques, et spécialement dans l'albuminurie et la syphilis, tantôt enfin c'est un défaut de parallélisme dans le développement du placenta et de la région utérine sous-jacente qui aboutit à un décollement prématuré ; la présence de fibromes utérins dans l'aire placentaire, l'insertion du placenta sur le segment inférieur de l'utérus causent fréquemment cet accident.

Ces **pertes** *sont-elles* **abondantes ?**

Celles qui, dans les premiers mois de la grossesse, traduisent une menace d'avortement, à la suite d'un voyage par exemple, celles encore qui coïncident avec une maladie fébrile, sont rarement inquiétantes par leur abondance.

Seules les hémorragies par albuminurie ou insertion vicieuse du placenta peuvent compromettre l'existence de la mère.

Dans les autres cas, la gravité des pertes réside seulement dans la menace qu'elles font peser sur le contenu de l'œuf.

Comment, dans les cas de perte d'eau ou de sang, voit-on se préciser les craintes d'interruption de la grossesse ?

Par l'apparition de *contractions douloureuses*.

En quoi consistent ces **contractions ?**

Lorsqu'un muscle quelconque, le biceps du bras par exemple, se contracte, il se ramasse en boule et se durcit. Il en est de même de l'utérus, véritable sac musculaire.

Vers la fin de la grossesse, il est facile, en posant sa main à plat sur le ventre, de sentir l'utérus se contracter.

Ces contractions ne s'accompagnent alors d'aucune sensation pénible. Il n'en est pas de même quand l'utérus cherche à se vider de son contenu. Les contractions deviennent alors douloureuses.

C'est donc cette *association* des deux phénomènes musculaire et sensitif, qui est caractéristique ; c'est à cela que les femmes qui ont déjà accouché reconnaissent ce qu'elles nomment par ellipse : *les douleurs*.

Aussi, avant de s'affoler, avant de croire à une menace d'avortement ou d'accouchement prématuré, la femme enceinte qui souffre du ventre doit-elle s'assurer que ses douleurs sont intermittentes et que, d'autre part, elles coïncident avec des contractions utérines.

Dans quelles circonstances surviennent ces **douleurs ?**

Nous avons vu qu'elles peuvent suivre de près ou de loin les pertes d'eau ou de sang. Souvent aussi elles apparaissent les premières et ne se compliquent de pertes — souvent d'ailleurs peu importantes — que lorsqu'elles ont abouti à un décollement partiel de l'œuf.

Aboutissent-elles fatalement à une **interruption** *de la* **grossesse ?**

Loin de là, et nombreuses sont les femmes qui, après une ou même plusieurs alertes de ce genre, ont mené à bien la gestation jusqu'à son terme normal.

Ces incidents sans conséquence sont assez fréquents au début du 8ᵉ et du 9ᵉ mois.

Quelle **précaution** *élémentaire faut-il prendre en cas de perte ou de douleurs ?*

Il faut immédiatement se mettre au lit et rester couchée à plat, sur le dos.

Si vous avez du laudanum *et si votre médecin vous y a autorisée*, il faut, en l'attendant, prendre et garder un petit lavement de 60 grammes (1/3 de verre) d'eau tiède avec 15 ou 20 gouttes de laudanum.

Ce moyen calme souvent les contractions utérines et prévient bien des avortements.

Qu'entend-on par **avortement ?**
C'est le nom scientifique de l'interruption de la grossesse avant que l'enfant soit viable ; on l'appelle communément *fausse-couche*.

Quand prend-il le nom d'**accouchement prématuré ?**
Quand le fœtus est, au moins théoriquement, viable, c'est-à-dire dans les trois derniers mois.

Ces deux accidents sont-ils fort à redouter ?
En ce qui concerne la mère, le pronostic est loin d'être favorable, car, même entre les mains d'accoucheurs expérimentés et soigneux, les accidents puerpéraux sont beaucoup plus fréquents après les fausses couches qu'après les accouchements à terme.

En ce qui concerne l'enfant, pareille question est une lapalissade, puisque dans la première hypothèse il est fatalement sacrifié et que, dans la deuxième, il court des risques d'autant plus grands que sa venue est plus précoce.

Parfois, d'ailleurs, l'enfant a succombé avant tout début de travail.

Quelles sont les causes les plus habituelles de la **mort du fœtus ?**
Ce sont la syphilis, l'albuminurie, puis les maladies aiguës fébriles et les maladies du cœur.

Quel est le sort de l'œuf dont le germe a succombé ?
Il est le plus souvent expulsé très rapidement

après cet accident ; des cas de rétention pendant plusieurs semaines du fœtus mort s'observent parfois et ce n'est pas toujours sans inconvénient. Aussi, bien que la plupart des accoucheurs enseignent qu'il faut en pareil cas laisser la nature agir, pensé-je qu'il y a tout intérêt à provoquer l'accouchement dès que le diagnostic de la mort du fœtus est posé *avec certitude*.

Cependant, puisque c'est là une question controversée, le mieux sera d'adopter sans impatience la solution que préconisera le médecin en qui vous avez confiance.

V. — DIRECTION MÉDICALE DE LA GROSSESSE

Les conseils que vous allez trouver dans les chapitres ultérieurs vous permettront-ils de vous soigner toute seule pendant votre grossesse ?

Non ; il est indispensable que vous vous soumettiez à une *direction médicale*.

Une grossesse normale pourrait, certes, évoluer sans qu'on ait recours au médecin. Mais celui-ci peut seul diagnostiquer avec certitude les complications en cours, prévenir celles qui peuvent vous menacer à plus longue échéance.

Il est donc nécessaire de consulter un **médecin ?**

Si vous êtes enceinte pour la première fois, c'est une nécessité de toute première urgence.

Pour les grossesses ultérieures, il le faut également, car, si bien que se soient passées vos premières couches, vous n'êtes pas à l'abri de complications pendant la gestation, d'accidents pendant le travail.

Ne peut-on se contenter de consulter une **sage-femme ?**

C'est une grave erreur ; quelques sages-femmes ont une réelle connaissance théorique et une grande expérience pratique de l'obstétrique pure, mais même les meilleures d'entre celles-là manquent des connaissances générales qu'il leur faudrait en médecine pour surveiller efficacement la santé d'une femme enceinte.

Quel doit être le **rôle des sages-femmes ?**

On devrait, en ville du moins, les confiner dans le rôle de garde-couches.

Dans quelles circonstances peut-on se faire accoucher par une sage-femme ?

Quand on habite de *façon permanente* dans une localité trop éloignée de toute agglomération pour que le médecin puisse se charger de faire l'accouchement, ou, quand, désirant être assistée par un médecin spécialiste, on ne peut le rétribuer de façon suffisante.

Comment en pareil cas, **choisir une sage-femme ?**

Ne la choisissez jamais sur le conseil d'une de vos amies ou d'une dame de la région ; de pareilles recommandations ont trop souvent pour mobile un engouement que rien ne justifie ; fiez-vous plutôt à votre médecin, qui a pu juger à pied d'œuvre les sages-femmes du pays.

Au cas où vous feriez venir une sage-femme étrangère à la localité, choisissez-la parmi celles que leur passé recommande particulièrement. Telles sont les sages-femmes qui, après avoir fini leurs études, ont été attachées comme sages-femmes internes à l'une des maternités des hôpitaux de Paris. Elles ont, en quelque années, acquis une expérience que ne saurait donner une vie entière d'exercice urbain de leur profession.

Même assistée par une bonne sage-femme, peut-on se passer complètement du médecin ?

Non, ce n'est jamais prudent, et c'est parfois impossible.

Il vous a toujours fallu recourir à un médecin pour la surveillance de la grossesse ; avisez donc ce médecin au début du travail. Dès qu'il en aura le loisir, il viendra constater si cela va bien et en tout état de cause il sera prévenu que vous pouvez avoir besoin de lui d'urgence. En effet, *la loi interdit aux sages-femmes* de pratiquer la plupart des opérations obstétricales et notamment la plus simple de toutes, *l'application de forceps.* Or cette intervention peut devenir brusquement nécessaire dans l'accouchement en apparence le plus banal (voir chap. III, titre I).

Comment choisira-t-on son **médecin accoucheur ?**

Cette question est plus délicate, car elle ne comporte pas une réponse unique.

Le choix d'un accoucheur **spécialiste** *est-il re-commandable ?*

Certes, car sa spécialisation lui donne une expérience beaucoup plus considérable des difficultés pratiques. En outre, il n'est pas indifférent d'être accouchée par un médecin qui a pu la veille inciser un abcès, ou le matin même soigner une scarlatine, une diphtérie, etc., ou d'être assistée par un accoucheur qui s'interdit strictement l'exercice de la médecine générale.

Est-il donc indispensable de recourir à un spécialiste ?

Évidemment non ; les faits démontrent le contraire, puisqu'en France du moins, il n'existe d'accoucheurs que dans quelques grandes villes. D'autre part, tous les médecins instruits sont à même de bien diriger une grossesse et de faire correctement un accouchement même compliqué.

En pratique, que ferez-vous donc ?

Permettez-moi d'envisager trois cas :

A) *Vous habitez à la campagne,* ou dans un centre dépourvu d'accoucheur spécialisé.

Adressez-vous à votre médecin habituel ; il vous connaît, sait quelles sont vos misères et prévoit par là même bien des complications. Dans l'avenir, ayant mis au monde vos enfants, il les suivra dans la vie avec un intérêt médical et social plus grand ; il sera au sens complet du mot le médecin de famille.

B) *Vous habitez une ville* pourvue d'un ou plusieurs spécialistes, et *votre médecin* habituel *ne fait pas d'accouchements* ou, jeune mariée, vous n'avez pas encore de médecin.

Dans ce cas, pas d'hésitation, adressez-vous à un spécialiste ; au cas où vos ressources seraient très modestes (dites-vous bien qu'il n'existe pas que des accoucheurs pour *nouveaux riches*), vous pouvez recourir à la combinaison exposée plus haut (voy. p. 79).

Entre les divers spécialistes qui s'offrent à vous, guidez votre choix d'après les indications de votre médecin, si vous en avez un, et ne vous laissez pas entraîner par une vogue trop souvent éphémère ; ne vous contentez pas de vous renseigner sur l'habileté professionnelle et le renom scientifique des accoucheurs qu'on vous propose ; préoccupez-vous aussi de leur réputation de correction morale ; faites état de la façon dont ils comprennent et pratiquent leurs devoirs individuels et leurs devoirs sociaux.

Vous n'aurez ces renseignements que par une personne vraiment bien informée ; c'est pourquoi le mieux est de vous adresser à votre médecin : on ne se juge jamais aussi équitablement qu'entre confrères.

C) *Votre médecin habituel fait des accouchements*, quoiqu'il y ait un ou plusieurs spécialistes dans la localité.

C'est ici que la question est plus délicate. J'admets d'abord que le ou les accoucheurs de votre localité sont de vrais spécialistes, ne faisant pas du tout de médecine générale : *dans le cas contraire, il n'y aurait aucune raison de les préférer à votre médecin.*

Si donc vous avez à votre portée un véritable spécialiste, vous ne devez vous confier entièrement à lui, pour la surveillance de votre grossesse, de l'accouchement et des suites de couches, qu'après parfait accord avec votre médecin. Si celui-ci y voit quelque inconvénient, c'est évidemment qu'il a conscience de sa valeur, et qu'il est assuré de pouvoir toujours prendre les mesures d'asepsie et d'hygiène qui s'imposent lorsqu'il soigne des maladies contagieuses. Puisqu'il possède votre confiance, vous devez lui faire crédit sur ce point.

Demandez-lui seulement, vers le septième mois, s'il ne juge pas à propos de vous faire examiner une fois par un spécialiste, ceci pour le mettre à l'aise, au cas où, ayant constaté quelque anomalie, il craindrait de vous effrayer en amenant un consultant.

Souvent d'ailleurs, surtout dans les très grandes villes où la spécialisation de la médecine a fait des progrès plus considérables, ce sera aller au-devant des désirs de votre médecin que de lui demander le nom d'un accoucheur. Il sera trop heureux de se décharger sur un confrère de la responsabilité, des fatigues et de la perte de temps que comporte tout accouchement pour le médecin non spécialisé. Il le fera d'autant plus volontiers que, connaissant l'accoucheur à qui il vous confie, il le sait incapable de lui nuire dans ses respectables intérêts.

Telles sont les différentes façons de vous assurer une bonne direction médicale pendant votre grossesse.

A quelle époque *cette direction doit-elle commencer de s'exercer ?*

Dès les premières semaines, il y a lieu de prendre une consultation pour faire faire, le cas échéant, le diagnostic d'une complication, et pour s'assurer une bonne garde ; à quatre mois et demi, puis un peu avant sept mois, il faut subir deux nouveaux examens.

Pour le reste, c'est une question de circonstances et vous vous en remettrez à votre médecin.

VI. — HYGIÈNE DE LA GROSSESSE

Sur quoi porte cette hygiène ?

Sur toute la manière de vivre de la femme enceinte ; il y a donc une hygiène générale comportant des conseils d'ensemble sur l'alimentation, le vêtement, le train de vie, etc., et une hygiène spéciale tendant à assurer le fonctionnement parfait des divers organes et appareils.

Quels sont les bases du **régime** *alimentaire pendant la grossesse ?*

La femme enceinte doit éviter les aliments toxiques et ceux qui entretiennent la constipation. Elle doit chercher ceux qui lui apportent les matériaux indispensables au développement de l'œuf. Enfin elle est souvent limitée dans son choix par la perversion de ses goûts ou l'altération de son appétit.

Quels sont les **aliments à éviter ?**

Comme *mets :* le gibier, — surtout s'il a été forcé,

ou s'il est faisandé, — la charcuterie (jambon cuit excepté), les crustacés et coquillages (sauf les huîtres stabulées, en saison), les fromages faits, les pâtisseries et entremets aux blancs d'œufs, les glaces, qui peuvent, dit-on, provoquer l'avortement.

Comme *condiments* : les épices de toute sorte, le vinaigre et les fruits acides (exaspèrent l'acidité stomacale déjà exagérée et déminéralisent l'organisme), les truffes et champignons.

Comme *modes de préparation*, tous les ragoûts, salmis, sauces compliquées ou relevées.

Quels sont les aliments à rechercher ?

Ceux qui sont riches en sels minéraux, c'est-à-dire en première ligne les céréales. Le pain, bien cuit, est à cet égard le meilleur des aliments. Le pain complet ou fait de farines peu tamisées (mais de bonne qualité), contient au maximum les éléments nutritifs du blé (phosphates et fer), en même temps que par la cellulose du son il excite la contractilité de l'intestin et combat la constipation.

Les pâtes alimentaires. les crèmes de céréales, le *porridge* des Anglais doivent jouer un rôle important dans le régime.

Les légumineuses, et spécialement les lentilles, sont aussi très recommandables. à cause de leur richesse en soufre et en fer.

Est-il toujours facile d'appliquer ces préceptes à la lettre ?

Non, pendant les premiers mois, du moins, car à cette époque les dégoûts sont fréquents et l'un des premiers soucis doit être celui de varier les menus pour exciter l'appétit. Cela ne va pas jusqu'à justifier certains caprices, auxquels, malgré la croyance populaire, il faut s'opposer fermement.

Quelle doit être la quantité des aliments ?

La femme enceinte doit manger solidement sitôt qu'elle a passé l'époque des répugnances invincibles. Elle n'a pas cependant à prendre à la lettre l'adage d'après lequel elle devrait *manger pour deux.*

Fringales.

Les faims voraces qu'ont certaines femmes pendant leurs repas, les fringales qui s'emparent d'elles dans l'intervalle des repas, sont un symptôme banal d'un trouble fréquent pendant la grossesse : l'hyperchlorhydrie.

Comment apaiser les fringales ?

Ces besoins impérieux de manger disparaissent le plus souvent à la suite de l'ingestion d'une boisson chaude.

Quelles infusions peut-on boire ?

Les infusions excitantes ne sont pas recommandées. Il ne faut prendre de café qu'une fois par jour, et en petite quantité. Le thé doit être très léger et fortement mélangé de lait ou de crème.

Le cacao est lui aussi très excitant et le chocolat favorise la constipation.

Par contre, on prendra volontiers des infusions calmantes, tilleul, camomille ou verveine ; si l'estomac est distendu par des gaz, on préférera l'anis étoilé, le fenouil ou la menthe ; en cas de digestions lentes, on prendra de préférence de la feuille d'oranger et du malt.

Comment prépare-t-on le malt ?

Cette dernière infusion est rarement bien faite ; voici la façon de la préparer. On achète dans une brasserie du malt frais (orge germé), on ne le fait pas griller comme le sont les soi-disant « cafés de Malt » dont la mode nous venait d'Allemagne (Kneipp), mais on le moud dans un moulin à café. Puis, dans un filtre, doublé d'une chausse de flanelle, on l'arrose d'eau ayant bouilli mais légèrement refroidie (80°), ce qui respecte mieux les ferments du malt que l'infusion à l'eau bouillante. On peut aromatiser en ajoutant un brin de menthe et on sucre à volonté. Cette infusion aide puissamment à la digestion, surtout après un repas riche en farineux et en pain ; elle est en tout cas parfaitement anodine et permet d'attendre du médecin un conseil approprié à chaque cas particulier.

Peut-on boire du vin au repas ?

Assurément, pourvu que ce soit en quantité modérée, qu'on le choisisse exempt d'acidité et d'un degré alcoolique moyen, et qu'il n'y ait aucune contre-indication spéciale. Néanmoins, la boisson principale restera toujours l'eau, soit sous forme d'infusion, soit en nature. Certaines eaux minérales sont particulièrement indiquées. *L'eau de Lucine* est prescrite à toutes les femmes enceintes qui vomissent ; *Saint-Nectaire* (source des Granges), aux albuminuriques.

S'il s'agit simplement de boire une eau pure, limpide, agréable et hautement diurétique, c'est à la Roche-Posay (source Saint-Cyprien) qu'il faut s'adresser ; c'est l'eau de table des femmes enceintes.

Quels sont les deux points principaux de **l'hygiène vestimentaire ?**

Éviter les refroidissements, éviter la constriction.

Comment réaliser le premier desideratum ?

En portant toujours, ou, du moins, en ayant toujours sous la main des vêtements chauds, des lainages légers.

Comment éviter la **constriction ?**

D'abord en adoptant, surtout au bout de quelques semaines, les vêtements flous et amples. Le costume tailleur ne convient à la femme enceinte ni du point de vue esthétique, ni du point de vue de l'hygiène. Au contraire, les robes sans contours accentués, les manteaux drapant les formes, conviennnent parfaitement. La robe manteau qui était à la mode ces dernières années était très recommandable [1].

1. Nous ne saurions mieux faire que de résumer un article paru sous la signature F. J. dans l'*Echo de Paris* du 7 août 1924.

Beaucoup de jeunes femmes redoutent d'être condamnées à l'inélégance pendant les mois qui précèdent la maternité. La mode actuelle offrent des compromis ingénieux. En accentuant le vague des vêtements, on parviendra facilement à atténuer la déformation de la silhouette. Le règne persistant de la robe chemise est d'autant plus appréciable en cette circonstance que sa ligne droite et ample enveloppe sans accuser les formes.

La jupe complétée d'une blouse, ayant le désavantage de couper

Que doit-on penser du **corset** *pendant la grossesse ?*

Avec les corsets modernes, prenant point d'appui sur les hanches et non sur la ceinture, descendant très bas, mais relevant l'abdomen au lieu d'en chasser les organes vers le bassin, le corset n'est pas interdit pendant la grossesse.

A quelles conditions pourra-t-il être toléré ?

1° Qu'on adopte des sous-vêtements dont le poids ne porte pas exclusivement sur la ceinture ;

2° Qu'on remplace le corset à partir du 5e mois.

Par quoi le remplacera-t-on ?

Par une ceinture de grossesse ou une ceinture combinée à un soutien-gorge (voy. fig. 13).

Quel type adopter parmi les ceintures de grossesse ?

Il existe des ceintures avec ou sans laçage dans

la silhouette, sera délaissée pendant toute cette période. Mais comme il serait difficile de se priver des services d'un tailleur, on adoptera alors le costume trois pièces, composé d'une robe entière et d'une jaquette de ligne allongeante.

Les nuances sombres, amincissantes et discrètes, s'imposent tout naturellement.

Les lignes floues de la cape, qui enlèvent toute précision aux contours qu'elle enveloppe, en font le manteau rêvé en cette occurrence pour les réunions habillées d'après-midi et les sorties du soir.

Le choix d'un manteau plus pratique ne souffre pas de difficultés, puisqu'on propose tant de modèles assez amples, tombant des épaules jusqu'au bas sans être resserré à la taille par une ceinture.

Les jeunes mamans doivent modifier leur tenue d'une manière générale.

L'approche de la maternité leur impose de prendre un air plus posé, sans se vieillir cependant !

le dos. Les modèles à laçage dorsal sont plus pratiques. Les uns et les autres comportent sur les deux côtés une fente, un soufflet lacé qui permet à la ceinture de mieux s'adapter à un développement

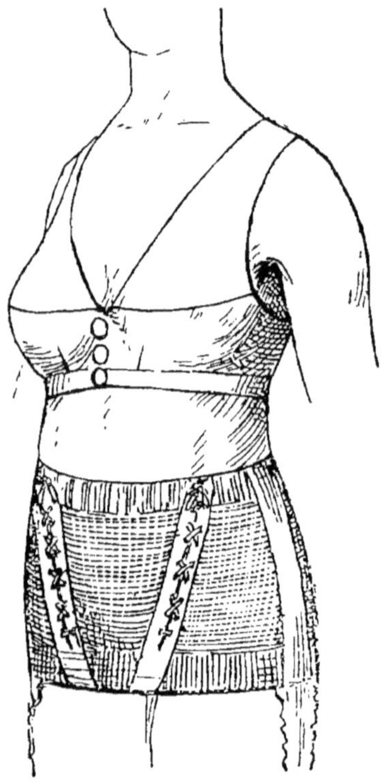

Fig. 13. — Port simultané du soutien-gorge
et de la ceinture.

de l'abdomen. Mais, tantôt cette fente latérale porte sur toute la hauteur de la ceinture, tantôt elle s'arrête à 4 ou 5 centimètres du bord inférieur (voyez fig. 14). Cette dernière disposition est très recommandable ; elle assure un bien meilleur soutien de la partie basse de l'abdomen.

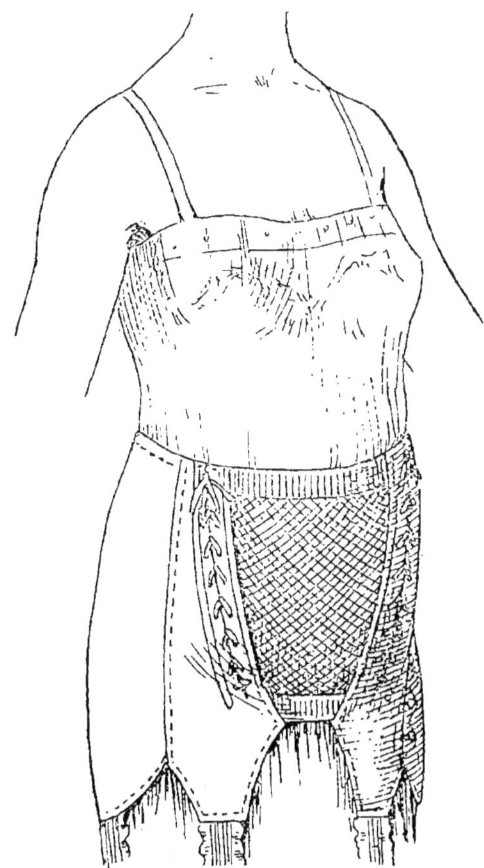

Fig. 14. — Ceinture de grossesse.

Quel genre de ceinture doit-on porter pendant la grossesse ?

Chez les primipares et chez les multipares dont la paroi abdominale est solide, la meilleure ceinture est une sorte de caleçon de bain en tissu élas-

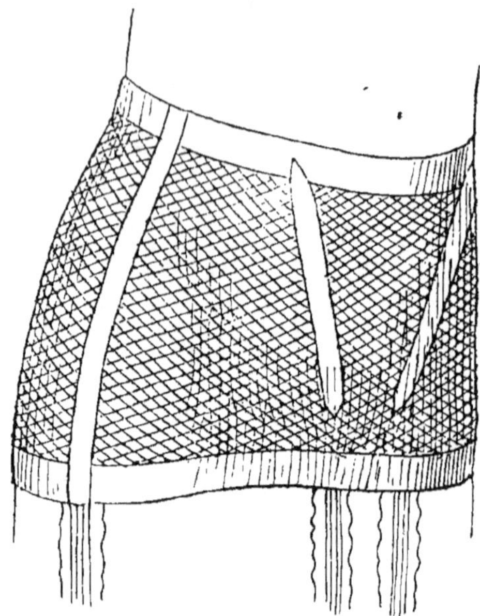

Fig. 15. — Ceinture-maillot (vue antérieure).

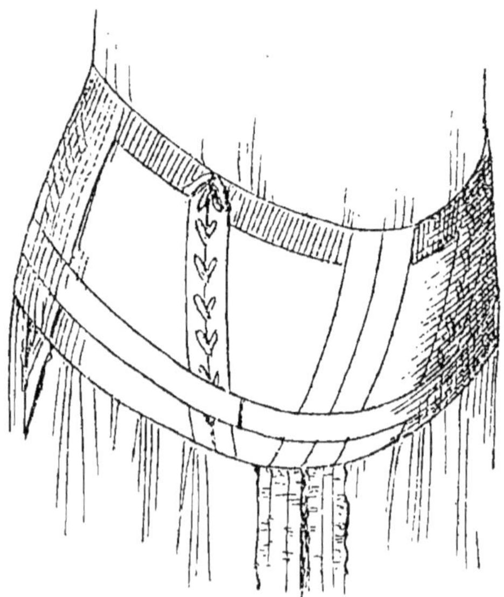

Fig. 16. — Ceinture baleinée.

tique, comportant plusieurs séries d'agrafes pour permettre le desserrement progressif (voy. fig. 15, vue antérieure).

Lorsque la paroi abdominale réclame un soutien plus ferme, il devient nécessaire d'avoir une ceinture baleinée et en forme (fig. 16).

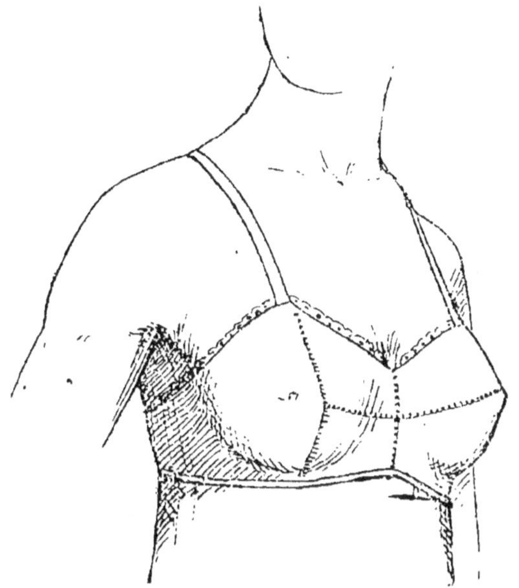

Fig. 17. — Soutien-gorge en forme.

Quel genre de **soutien-gorge** *faut-il avoir ?*

Cela dépend absolument du volume des seins et de leur fermeté.

Chez les femmes à poitrine plate, le soutien-gorge sera inutile pendant la grossesse.

Celles qui ont des seins un peu plus développés se trouveront bien des soutien-gorge de lingerie qui se nouent sur le devant de la poitrine. Dès qu'il y a le moindre relâchement des tissus, le soutien-gorge baleiné ou le soutien-gorge en jersey est indispensable (voy. fig. 17). Les bretelles doivent en être assez larges pour ne pas couper les épaules et elles doivent se croiser dans le dos pour rapprocher les seins qui, soutenus seulement de haut en bas, auraient tendance à tomber sur les côtés.

*Quel est le défaut des « **dessous** » classiques ?*
C'est que le poids des jupons et du pantalon se fait sentir seulement au niveau de la ceinture. Il en résulte une compression du ventre, une gêne de la circulation et une fatigue plus rapide.

Comment parer à ces inconvénients ?
En adoptant les dessous d'une seule pièce : combinaison de la chemise et du pantalon, combinaison du cache-corset et du jupon. Le poids de ces pièces de lingerie est supporté en grande partie par les épaules ; le reste en est réparti sur tout le corps. Il n'y a pas de constriction de l'abdomen et moins de fatigue.

*Que penser des **jarretières** ?*
Le port en est plus sévèrement interdit encore pendant la grossesse qu'en temps normal : la jarretière est un facteur très important des varices et des œdèmes du membre inférieur auxquels les femmes enceintes ne sont que trop sujettes.

*Comment doivent être les **chaussures** ?*
Souvent il faut adopter une pointure au-dessus de la pointure habituelle ; en outre, on ne portera que des talons plats.

Quelles modifications la grossesse doit-elle faire apporter au **train de vie ?**

Le traintrain quotidien peut n'être modifié qu'à peine chez les femmes de bonne santé ayant une bonne grossesse.

Elles doivent cependant éviter, comme les autres, les stations trop prolongées dans la position debout, les séances d'achat et surtout de flânerie dans les magasins, les essayages, les rangements d'armoires.

Station debout.

De tout temps, cette dernière opération ménagère a eu très mauvaise presse ; aux autres causes de fatigue elle ajoute l'élévation prolongée des bras qui augmente le travail du cœur et fait refluer le sang vers les organes centraux.

Le moindre méfait de la station debout est de favoriser les varices. On peut lui imputer nombre de fausses couches, surtout quand elle se complique des imprudences que nous venons d'énumérer.

La **marche** *est-elle dangereuse ?*

Au contraire, la marche est un excellent exercice ; la femme enceinte doit faire tous les jours une promenade à pied. Elle la fera de préférence en terrain plat, dans des voies bien pavées et pas trop fréquentées ; elle aura de bonnes chaussures (voy. p. 94).

Il faut cependant ne jamais aller jusqu'à la fatigue.

La femme enceinte peut-elle user des **moyens de transport ?**

La promenade en voiture hippo ou automobile

bien suspendue, à des allures modérées, sur de bonnes routes, constitue une excellente distraction. Faute de l'observation de l'une des recommandations formulées ci-dessus, elle devient un des principaux facteurs d'avortement ou d'accouchement prématuré.

Les moyens de transport en commun sont beaucoup moins recommandables. Les tramways électriques avec leurs démarrages brusques, les omnibus à suspension précaire, les chemins de fer urbains où l'on s'entasse et se bouscule, ne valent rien.

Je vais formuler quelques règles pratiques concernant les voitures publiques de Paris : il sera facile aux lectrices des provinces d'en faire l'application aux véhicules locaux.

Omnibus automobiles : à éviter le plus possible ; n'y jamais prendre place debout sur la plate-forme. S'asseoir le plus près que l'on pourra de l'avant.

Tramways : ne jamais monter dans les remorques, s'asseoir de préférence au milieu de la voiture ; le mouvement de balancement (tangage) observé sur certaines lignes n'est pas à craindre, il provient, au contraire, d'une bonne suspension des voitures ; par contre, les démarrages brusques ne valent rien.

Métropolitains : strictement interdits aux heures d'affluence, à cause des bousculades, de l'entassement et du manque d'air ; en dehors de ces heures, sont autorisées les courses de durée quelconque sur les lignes aériennes ou de courte durée sur les lignes en tunnel.

Le Nord-Sud, avec ses démarrages doux, est, toutes choses égales d'ailleurs, préférable au Métropolitain.

Les Bateaux parisiens offrent un moyen agréable de prendre l'air sans fatigue et sans danger, à condition de s'y prémunir contre le refroidissement.

La pratique des **sports** *est-elle autorisée ?*

La plupart sont nettement interdits, tant pour les dangers de chute qu'ils comportent que pour les secousses auxquelles leur pratique soumet l'organisme féminin.

Tels sont l'équitation, la bicyclette, le patinage sur glace ou sur piste, etc.

Le tennis est déconseillé, surtout à cause de l'obligation de lever le bras tendu ; d'ailleurs ce jeu tout de grâce et de légèreté convient vraiment trop peu à la femme enceinte.

La femme enceinte peut-elle **voyager ?**

Autrefois on répondait non, ou du moins l'on n'autorisait les voyages qu'à titre tout à fait exceptionnel. Cette opinion date du temps des premiers chemins de fer sur lesquels on employait un matériel dépourvu de tout confort.

Quels sont, dans un projet de **déplacement,** *les éléments intrinsèques favorables ?*

Le plus important de tous est que le point de départ et le point d'arrivée soient desservis par une grande ligne, et par un train direct, au tout au moins par des voitures directes.

En effet, sur les réseaux français, aux lignes

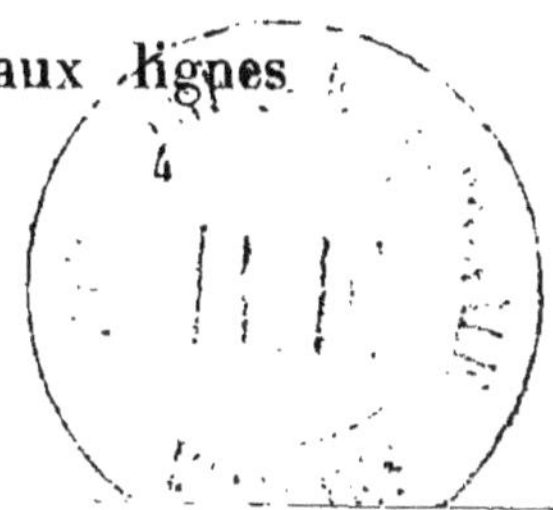

importantes seules sont affectées des voitures confortables, notamment les longues voitures montées sur « bogies », et d'autre part les changements de voiture, les longues stations dans des gares inconfortables sont bien plus pénibles que le voyage lui-même. Il faut surtout se méfier des trajets complémentaires qu'on doit effectuer sur les lignes d'intérêt local à voies étroites. Les noms familiers de « tortillard » et de « déraillard » par lesquels on désigne les trains dans toutes les stations balnéaires ne leur conviennent que trop.

Souvent, en outre, la station de ce chemin de fer est à une certaine distance de votre villa, de l'hôtel ou de votre propriété, et vous devriez terminer ce trop long voyage par une dernière étape en voiture. N'hésitez donc pas et faites-vous prendre en voiture — dans une bonne voiture — à la gare de la grande ligne la plus proche ou la mieux desservie ; vous éviterez le double transbordement et les secousses du petit train local.

Quels autres précautions faut-il prendre ?

On sourit en lisant les ouvrages de médecine du siècle passé ; les accoucheurs ne permettent guère le voyage à leurs clientes qu'en wagon-lit. Évidemment, si vous devez rouler pendant toute une nuit et si ce luxe coûteux est accessible à votre bourse, louez une place de sleeping, ce sera parfait. Mais ce n'est nullement nécessaire. A condition de vous y prendre assez tôt, surtout si vous prenez le train en tête de ligne, vous pourrez louer la place qui vous convient le mieux, c'est-à-dire un coin [1], dans un compartiment du milieu d'une voiture à « bogies ». Les voitures de 1re classe des grands rapides, les voitures mixtes de 1re et 2e classes dont sont composés la plupart des trains desservant les villégiatures estivales sont presque toutes de ce type.

Quels sont les éléments extrinsèques à considérer ?

Quel que soit le voyage à effectuer, il faut tenir grand compte de l'époque de la grossesse : si nous divisons celle-ci en trois, le trimestre moyen est de beaucoup le plus favorable aux déplacements. On ne peut guère allonger cette période aux dépens du premier trimestre ; les voyages sont toujours dangereux pendant les trois premiers mois. Je serai moins sévère en ce qui concerne le septième mois, mais je conclurai en stipulant de façon ferme que vous devez toujours être rentrée chez vous (ou, plus exactement, là où vous devez accoucher) au début du huitième mois. Autrement dit, vous ne devez plus vous déplacer pendant les deux derniers mois.

Même dans la période ainsi délimitée, il faut encore choisir votre moment. Évitez avec soin de voyager à l'époque correspondante à celle de vos règles : si votre dernière menstruation est du 20 janvier, évitez de voyager du 18 au 25.

Quels **buts de voyage** *vous sont permis ?*

Sauf les déplacements déterminés par des évé-

---

1. Prenez de préférence un coin « côté couloir » pour pouvoir plus aisément vous rendre au cabinet de toilette où vous aurez à faire de fréquentes stations.

nements de famille, deuils par exemple, vous ne devez entreprendre un voyage qu'après l'avoir minutieusement préparé.

D'autre part, il ne peut s'agir de voyage circulaire, d'excursion, encore moins de tourisme. Le déplacement ne doit être qu'un moyen et la villégiature le but.

Propriété de famille. *Quelle villégiature choisirez-vous de préférence ?* Souvent la question ne se pose pas ; si vous avez une propriété à la campagne, ou si vos parents ou ceux de votre mari vous invitent dans une propriété de famille, c'est la meilleure solution, car les avantages d'une installation à demeure y compensent amplement les inconvénients éventuels.

Dans le cas contraire, vous avez toute liberté pour choisir le lieu de votre séjour et le genre d'installation.

La mer. Si la mer n'est pas spécialement recommandée à l'un de vos proches (un de vos enfants par exemple), n'y allez pas sans nécessité ; votre système nerveux s'en trouvera mieux. Si vous y allez, choisissez de préférence une station de climat doux (côte sud de la Bretagne, embouchure de la Loire ou de la Gironde), et ne vous logez pas au voisinage immédiat de la mer.

Bains de mer. Ne prenez pas de bains de mer, à moins que vous n'ayez une grande habitude de l'eau froide et, même en ce cas, évitez le choc de la vague sur l'abdomen ; à plus forte raison vous est-il défendu de nager.

Natation. Surveillez particulièrement votre régime : l'eau est souvent contaminée dans les stations balnéaires, ne la consommez que bouillie ; souvenez-vous que les coquillages et crustacés vous sont interdits, n'abusez pas du poisson.

Abritez votre visage et vos avant-bras des radiations directes du soleil ; faute de cette précaution, les pigmentations dues à la grossesse pourraient être très exagérées et rester définitives.

A moins de dépasser la zone des faibles altitudes (5 à 800 m.), le séjour à la montagne ne vous est pas défavorable. Il excite la nutrition, stimule l'organisme et peut être particulièrement indiqué chez les femmes ayant eu un début de grossesse pénible avec dépression nerveuse ou vomissements abondants et prolongés. Mais les accidents de terrain y rendent la promenade fatigante et pénible.

Il est rare qu'on puisse y trouver des routes en palier de longueur suffisante pour y faire l'indispensable exercice quotidien, et cela seul suffit à faire, en principe, écarter le séjour à la montagne.

Les cures hydro-minérales ont assez rarement des indications précises et impérieuses au cours d'une grossesse. D'autre part les eaux très actives sont souvent mal supportées par les femmes enceintes, principalement quand le traitement comporte surtout des applications externes (bains, douches, massage sous l'eau). Cependant, on pourra être amené à vous permettre ou même à vous conseiller une saison ; mais c'est là une question d'ordre exclusivement médical que vous ne sauriez trancher vous-même.

Reste donc comme villégiature de choix la campagne, la campagne de France si variée, si abondante en séjours agréables et reposants. C'est là surtout que vous trouverez le calme et la détente si nécessaires dans votre état. Choisissez-y une résidence salubre, pas trop chaude, pas trop humide, desservie directement par une bonne ligne de chemin de fer et pas trop éloignée de votre résidence.

Logement. Quelle que soit la solution adoptée, vous avez le choix entre l'hôtel et la villa (ou la maison meublée). En principe, celle-ci vous donnera plus de vrai confort. plus de repos et de possibilité d'isolement : c'est donc ce mode d'installation que vous préférerez.

Cependant, si des difficultés d'ordre domestique devaient vous amener à trop vous occuper par vous-même des détails du ménage, n'hésitez pas, allez à l'hôtel ou dans une pension de famille où vous n'aurez qu'à vous laisser vivre.

Les **distractions** *mondaines sont-elles permises pendant la grossesse ?*

Les sorties du soir sont mauvaises en ce qu'elles prennent sur votre sommeil ; encore faut-il distinguer entre les diverses réunions auxquelles vous pouvez être conviée.

La soirée intime interrompue de bonne heure, se passant en conversations ou agrémentée d'un tour de bridge, vous est parfaitement permise, *surtout si votre mari y tient.*

Par contre, je ne saurais trop vous déconseiller les soirées dansantes, même si vous n'y figurez que comme spectatrice. Sans parler de la danse, qui est de tous les sports le plus dangereux pour la femme grosse, le bal est, ou du moins était, une cause fréquente d'avortement ; l'excès de chaleur, la viciation de l'atmosphère par l'agglomération d'un trop grand nombre de personnes dans des salons étroits jouaient le rôle d'agents provocateurs des contractions utérines. Le théâtre, pour les mêmes raisons, est à éviter, sauf peut-être dans certaines salles modernes particulièrement bien ventilées.

Quant aux visites, vous en recevrez, mais n'en *Visites.* rendrez point, sauf chez quelques amies intimes où vous saurez trouver un repos, et non une fatigue, en rentrant de promenade. A l'heure du thé, n'oubliez pas les règles de l'hygiène alimentaire ni les restrictions auxquelles vous devez vous soumettre.

Parlons maintenant de l'hygiène locale et passons en revue les divers appareils.

Quels soins faut-il prendre du côté de l'appareil respiratoire ?

Soigner dès leur début les petits rhumes, ne pas laisser s'installer une toux qui persisterait probablement jusqu'à l'accouchement, serait très pénible et pourrait provoquer une interruption prématurée de la grossesse.

Quelles précautions réclame la circulation ? *Cœur.*

Aucune en ce qui concerne le cœur, s'il a été reconnu sain. Ne pas s'inquiéter des palpitations qui dans l'immense majorité des cas ne sont qu'un trouble fonctionnel très bénin. Ne pas s'imposer d'efforts amenant l'essoufflement.

Éviter, comme nous l'avons dit à propos de *Varices.* l'hygiène vestimentaire, toute constriction du cou, de la taille ou des membres ; proscrire absolument les jarretières qui feraient apparaître des varices ou des œdèmes.

En cas de varices constituées, consulter son médecin sur l'opportunité du port d'une bande de crêpe ou d'un bas élastique.

Varices vulvaires. Avec ou sans bas, éviter les chocs et les frottements sur les paquets variqueux, tant des jambes que de la vulve. Dans cette région, les varices, très superficielles, sont particulièrement exposées à se rompre pendant la grossesse. Il faut, si l'on en est atteinte, éviter de se blesser avec la canule, en prenant des injections vaginales, et renoncer absolument aux rapports sexuels.

Qu'entendez vous par hygiène du tube digestif ?

Nous n'allons pas reparler du choix des aliments, c'est chose faite, mais des soins à donner aux différents organes digestifs.

Bouche. La bouche, porte d'entrée du tube digestif, habitacle d'une quantité de microbes, nécessite des soins spéciaux, surtout en cas de ptyalisme (voy. p. 65). La salive, devenue acide, attaque les muqueuses, surtout à la base d'implantation des dents, il y a tendance à la gingivite* et à la stomatite avec ou sans aphtes.

Ces petites affections fort désagréables comportent un traitement variable suivant les cas. Il est aisé de les prévenir en terminant les soins de bouche habituels par un lavage général de la cavité buccale avec de l'eau alcaline (une cuillerée à café de perborate de soude dans un verre d'eau tiède), lavage que l'on renouvellera après chaque repas,

Doit-on soigner les dents pendant la grossesse ?
Pour les dents, elles sont doublement mena-
cées. D'une part, l'acidité de la salive en attaque
l'émail, ouvrant la porte aux caries ; d'autre part,
elles souffrent de la déminéralisation de l'organisme maternel, appauvri en sels calcaires et en
phosphates par les besoins grandissants du fœtus.
Telle est l'explication scientifique de l'adage populaire : *Chaque enfant coûte une dent.* Faites donc
examiner votre denture à plusieurs reprises au
cours de votre grossesse, ne craignez pas de faire
soigner toutes les caries commençantes alors qu'il
en est encore temps, et, pour peu que plusieurs
dents soient atteintes, prévenez votre médecin pour
qu'il institue, s'il le juge à propos, une médication
récalcifiante *.

Soins dentaires.

Naturellement vous entretenez vos dents comme
de coutume ; rappelez-vous en passant que le
meilleur dentifrice est le savon de Marseille [1].

Le fonctionnement de l'intestin est à surveiller
de très près : comme tout le monde et *plus que
tout le monde* la femme enceinte doit aller à la
selle tous les jours. Si l'hygiène alimentaire ne
suffit pas à réaliser ce desideratum, il faut en tant
que besoin provoquer des exonérations artificielles.

Les moyens mécaniques, lavements, supposi-
toires, agissent en excitant par voie réflexe la contractilité intestinale. Cette action s'émousse vite,
aussi vaut-il mieux ne recourir qu'exceptionnelle-

*Constipa-
tion.*

(1) *Peut-on extraire une dent pendant la grossesse ?*
Bien que le préjugé adverse soit très répandu et que beaucoup
de dentistes s'y conforment, on peut sans crainte faire les extrac-
tions dentaires utiles.

ment à ces agents pendant la grossesse et les réserver pour les suites de couches. Quoique pris par la bouche, divers médicaments agissent par un mécanisme tout à fait analogue : telles sont les *graines de lin* ou de *psyllium*. Pour les mêmes raisons, vous les laisserez momentanément de côté. Votre médecin vous indiquera les laxatifs de choix auxquels vous devez recourir, suivant l'état de votre intestin et la variété de constipation dont vous souffrez. En attendant son conseil, n'usez que de laxatifs doux, simples et bien connus (infusion de feuilles de séné, pilules de cascara, de podophyle, tisane de bourdaine, poudre de réglisse composée) ; évitez l'aloès si vous avez des hémorroïdes. Quant aux innombrables spécialités pharmaceutiques, n'en essayez qu'à la condition d'en connaître exactement la formule *complète*. J'insiste sur ce mot complète, parce que trop souvent on y renforce l'action d'un médicament anodin par l'adjonction de substances beaucoup plus énergiques.

C'est ainsi que certains comprimés de 0,25 centigrammes de rhubarbe purgent plus énergiquement que 50 centigrammes de bonne poudre de rhubarbe ; de même certaines capsules à 5 grammes d'huile de ricin produisent plus d'effet que 20 grammes d'huile de bonne qualité prise à la cuillère. Ceux-là contiennent de l'aloès ; celles-ci de l'huile de croton ; en les prenant, vous absorberiez un médicament beaucoup plus actif et plus violent que vous ne le pensez et qu'il ne le faut.

Ne perdez pas ce détail de vue, surtout s'il s'agit d'un purgatif et non d'un simple laxatif.

Purgations. Les purgations ne sont donc pas interdites pendant la grossesse ; il faut toutefois n'y recourir qu'en cas de besoin avéré, ne prendre que des doses modérées d'un purgatif doux. Les purgatifs drastiques* étant sévèrement interdits, il ne reste guère que les purgatifs salins (sulfate de magnésie 20 à 25 grammes. sulfate de soude 25 à 3o grammes, eaux minérales purgatives), et l'huile de ricin.

Quels soins prendrez-vous de votre peau ?

Sur l'ensemble du corps vous veillerez à ce qu'elle fonctionne régulièrement comme émonctoire, et pour cela vous ferez de larges et fréquentes ablutions.

Comment prendre des bains pendant la grossesse ?   Bains.

Les bains ne doivent être ni trop chauds ni trop prolongés. La bonne température est de 36° à 38° ; la durée maxima de 10 minutes. La fréquence est affaire d'habitude et de possibilités. Si vous avez une salle de bains, il n'y a que des avantages à prendre votre bain tous les jours. A défaut de grand bain quotidien, des lotions générales dans le tub ou dans tout autre récipient s'imposent ; elles se terminent avec avantage par une affusion plus fraîche ou même froide sur les seins. Cette pratique les raffermit et y maintient la tonicité et l'élasticité de la peau.

Quels autres soins donner aux **seins ?**

Nous avons déjà parlé des soutien-gorge et nous n'y reviendrons pas ; si vous avez la poitrine forte et un peu tombante, terminez-en la toilette en poudrant largement le sillon, le repli cutané inférieur. Vous éviterez ainsi les rougeurs, l'échauffement de cette région. La poudre employée doit être exclusivement *minérale* : talc finement pulvérisé, ou kaolin, purs ou mélangés, en proportions variables, avec du blanc de zinc ; méfiez-vous donc des poudres de toilette qui contiennent en général une forte proportion d'amidon de riz ou de blé.

Faut-il soigner les **mamelons ?**

Les mamelons peuvent, pendant les six dernières semaines, être lavés quotidiennement à l'eau alcoolisée (alcool à 90° additionné de 2/3 d'eau, ou eau de Cologne coupée par moitié). Cette pratique traditionnelle n'est nuisible que si on exagère la dose d'alcool ; loin de prévenir alors les crevasses, elle les exagère.

Peut-on prévenir le masque de la grossesse ?

Cela nous est à peu près impossible, parce que nous ne connaissons guère les causes immédiates de son apparition ; on pourra toutefois éviter l'exposition directe et prolongée aux rayons du soleil, ou le hâle de la mer, qui l'aggraveraient ; lorsqu'il est constitué on aide à sa disparition par l'application *prudente* d'un des nombreux *laits antéphéliques* existant dans le commerce, dont certains sont d'ailleurs très *caustiques* et peuvent amener des réactions cutanées violentes.

Peut-on au moins prévenir les **vergetures ?**

Oui, dans une large mesure. Ce traitement préventif consiste avant tout dans la surveillance des muscles de la paroi abdominale et l'adoption d'une bonne ceinture dès que la sangle musculaire commence à céder. C'est en effet à ce moment que la peau, soumise à une distension exagérée, s'éraille et contracte des marques à peu près indélébiles. La ceinture retarde cette distension, la régularise en la répartissant, et permet à la peau de se prêter progressivement à ce que l'utérus lui demande. Il est bon d'augmenter dans la mesure du possible l'élasticité de la peau ; des frictions avec des mixtures alcoolisées et additionnées de quinine produisent de bons résultats, mais rien ne vaut le massage léger de l'abdomen, qui a le triple avantage de régulariser les fonctions intestinales, d'assouplir la peau et de tonifier les muscles.

Massage abdominal.

Grâce à ces précautions, vous éviterez d'avoir l'abdomen marqué pour toujours de ces mille cicatrices qui abîment un trop grand nombre de jeunes femmes. Si pareille disgrâce vous était survenue, que pourriez-vous entreprendre. On ne peut faire complètement disparaître les vergetures constituées : ce sont des cicatrices, et toute cicatrice est indélébile. Mais on peut en atténuer beaucoup la visibilité et la laideur ; on peut surtout faire disparaître les plis, les rides et les taches pigmentaires qui les accompagnent si souvent et qui gagnent jusqu'aux hanches.

Là encore ce sont les agents physiques qu'il faut employer. Pour ma part, je n'ai qu'à me louer du massage vibratoire combiné aux douches d'air chaud ou de lumière, suivant les cas.

En quoi consiste l'hygiène des **voies urinaires ?**
Elle se réduit à surveiller la régularité des émis-

sions d'urine. Cette surveillance a pour but de dépister la rétention d'urine, qui peut parfaitement passer inaperçue quand elle s'installe progressivement et que l'urine s'écoule par regorgement. Inutile de souligner la gravité des complications que cette rétention peut provoquer.

Grandes analyses.

Qui doit faire les analyses d'urine ?

Les analyses complètes d'urine qui renseignent le médecin sur l'ensemble de la nutrition et le fonctionnement du rein ne peuvent être faites que dans un laboratoire de chimie bien installé ; il en est de même de toute analyse, même partielle, qui comporte un dosage. Dans l'un et l'autre cas il faut donc envoyer dans un laboratoire qui sera en général celui d'un bon pharmacien chimiste, un échantillon prélevé sur le mélange de la totalité des urines émises en vingt-quatre heures.

Pour calculer de façon exacte la quantité de ces urines, il faut procéder de la manière suivante :

1° Noter l'heure à laquelle on commence l'expérience ; uriner à ce moment, mais rejeter les urines ainsi émises ;

2° Recueillir dans un même récipient (de préférence un bocal gradué) toutes les urines émises jusqu'au lendemain ; prendre les précautions nécessaires pour n'en pas perdre en allant à la selle ;

3° Au bout de vingt-quatre heures, vider exactement la vessie, et joindre cette dernière quantité d'urines à tout le reste ;

4° Mesurer la totalité du liquide et prélever (sur le mélange et non sur l'une quelconque des émissions successives) un échantillon d'environ 250 grammes.

Ces précautions ne seront pas nécessaires quand il s'agit de rechercher la présence de l'albumine ou du sucre. Analyses qualitatives.

Ces analyses sommaires peuvent être faites à la maison.

Quel est le procédé le meilleur pour la **recherche sommaire de l'albumine ?**

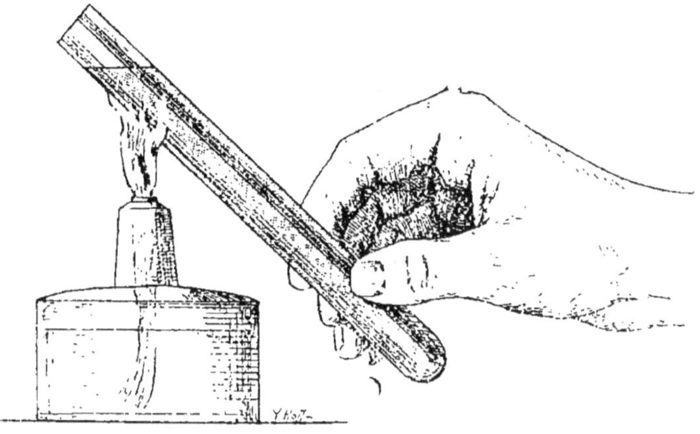

Fig. 18. — Analyse d'urine (manière de tenir le tube).

Il consiste à chauffer jusqu'à ébullition l'urine préalablement acidifiée à l'acide acétique.

Procurez-vous donc un tube de verre dit *tube à essai* et 10 grammes de solution d'acide acétique officinal en flacon compte-gouttes. Remplissez d'urine aux trois quarts le tube à essai et ajoutez-y trois à quatre gouttes d'acide acétique, prenez le tube par le fond et chauffez la partie supérieure du liquide sur une hauteur de un ou deux centimètres (voy. fig. 18). Lorsque le liquide ainsi chauffé aura bouilli, regardez-le par transparence, à contre-jour sur un fond noir ; comparez-le au reste du contenu du tube, qui lui n'a pas été chauffé. S'il y a quelque différence de limpidité, si la partie chauffée présente un trouble, un nuage, si léger soit-il, ajoutez avec précaution en les faisant glisser le long du verre deux nouvelles gouttes d'acide acétique : le trouble s'éclaircit-il ? Ce n'est point de l'albumine ; reste-t-il stationnaire ou même augmente-t il sous l'influence de l'acide ? il est bien dû à une albuminurie, légère à la vérité.

Si vous avez le moindre doute, faites contrôler votre analyse au laboratoire. Si vous avez réellement de l'albumine, recueillez vos urines des vingt-quatre heures, faites faire un dosage et tout de suite prévenez votre médecin.

En attendant la visite de celui-ci, mettez-vous immédiatement au régime lacté *réduit* : toutes les deux heures, une tasse à thé de lait coupé d'eau de Vichy ou d'eau d'Evian, soit en tout deux litres de lait au maximum dans les vingt-quatre heures. Après chaque prise de lait, rincez-vous soigneusement la bouche à l'eau de Vichy ou de Vals.

Si par hasard vous avez constaté une grosse quantité d'albumine (gros flocons blancs dans la partie chauffée de l'urine) et surtout si vous souffrez de maux de tête, d'oppressions, de douleurs au creux épigastrique ou de troubles de la vue, ne buvez absolument que de l'eau et priez votre médecin de venir d'urgence : la vie de votre enfant et la vôtre sont en jeu, et pourtant il suffira de quelques soins rationnels pour que tout danger soit rapidement écarté.

Quand faut-il examiner les urines ?

Chez une femme ayant eu de l'albumine pendant ou en dehors de la grossesse, il faut faire un examen dès le début de la gestation. Chez toute autre on en fera un pendant chacun des cinquième, sixième et septième mois, deux pendant le huitième et quatre pendant le neuvième mois.

Quels sont les soins d'hygiène à donner aux **organes génitaux ?**

Reportez-vous à ce que nous avons dit de l'hygiène génitale en général (voy. p. 22).

Les mêmes principes s'appliquent pendant la grossesse ; les toilettes devront être plus fréquentes : trois ou quatre par jour ne seront pas de trop ; les antiseptiques seront également mis de côté, sauf ordonnance médicale ; on s'en méfiera surtout s'il existe du prurit de la vulve et du périnée, complication fréquente de la grossesse.

Faut-il prendre des **injections** *pendant la grossesse ?*

La femme très jeune, devenue enceinte peu après son mariage et avant d'avoir contracté l'habitude des injections n'en prendra point, sauf indications. Les autres peuvent continuer à leur ordinaire. L'injection devra être prise tiède et sans pression.

Les **rapports sexuels** *sont-ils autorisés pendant la grossesse ?*

Du point de vue moral, la réponse n'est pas douteuse. Bien que la conception ne soit plus possible, les casuistes les plus sévères autorisent parfaitement l'exercice intégral de la vie conjugale pendant la grossesse.

Du point de vue médical, la question est plus complexe. Il n'est en effet pas douteux que bon nombre de fausses couches n'ont pas d'autres causes que des abus vénériens ; chez certaines femmes prédisposées, l'usage même modéré des droits du mari peut provoquer le même résultat.

L'idéal serait donc que les jeunes ménages pussent, à contre-cœur sans doute, mais sans arrière-pensée ni réticences, consentir à cesser les rapports pendant la grossesse. Comme ces conditions ne sont pas souvent remplies, il serait peut-être imprudent d'exiger de votre mari ce complet renoncement : usez donc, mais parcimonieusement, de la tolérance qui vous est accordée. Pendant les premiers mois, pratiquez l'abstinence complète à l'époque correspondante à celle de vos règles. Soyez de plus en plus prudente à mesure que votre terme approche et que vous grossissez ; enfin, s'il survient la moindre complication, interrogez sans fausse honte votre médecin sur la nécessité éventuelle de cesser les rapports conjugaux et même de faire lit à part.

CHAPITRE III

L'ACCOUCHEMENT

I. — L'ACCOUCHEMENT NORMAL ;
SES COMPLICATIONS.

En quoi consiste **l'acte de l'accouchement ?**
C'est l'expulsion de l'œuf hors des parties maternelles ; il comporte *deux temps* successifs :
1° L'expulsion du fœtus, ou *accouchement* proprement dit ;
2° Celles des annexes fœtales (cordon, placenta, membranes), qui porte le nom de délivrance.

Par quelle **force** *se réalisent ces actes mécaniques ?*
Par les contractions involontaires de l'utérus. aidées, vers la fin, des contractions volontaires des muscles de la paroi abdominale : leur ensemble constitue le travail de l'accouchement, ou, elliptiquement, le *travail*, tout court.

Quelles sont les **phases** *du travail ?*
On en reconnaît trois : les périodes d'effacement, de dilatation et d'expulsion.

En quoi consiste **l'effacement ?**
C'est de l'effacement du col qu'il s'agit.

Le col utérin (voy. fig. 4) forme un canal à parois épaisses, d'une longueur de sept à huit centimètres. Au début du travail, il faut que le col s'efface, que ses parois s'amenuisent et se fondent pour ainsi dire dans la partie inférieure du corps utérin, et qu'enfin le *canal* cervical, ayant perdu toute sa longueur, se réduise à un orifice.

Cet effacement est-il long à se produire ?

Beaucoup d'auteurs admettent, à tort semble-t-il, qu'il se fait en partie pendant la grossesse. Quoi qu'il en soit, il est difficile d'en saisir exactement le début, qui souvent n'est marqué, surtout chez les multipares, que par de très faibles douleurs.

On n'a donc pas de données précises sur la durée de l'effacement, qui varie dans des proportions considérables suivant le rythme et l'efficacité des contractions utérines.

Par quels **signes subjectifs** *se traduit l'effacement du col ?*

Par les premières douleurs. Comme nous l'avons vu (p. 73). les contractions utérines, indolores pendant la grossesse, deviennent douloureuses dès qu'elles tendent à l'expulsion du contenu utérin. Les douleurs sont donc contemporaines du début du travail ; elles sont d'ailleurs parfaitement supportables et les femmes vaillantes n'en continuent pas moins de vaquer à leurs occupations et de mettre la dernière main à leurs préparatifs.

Ces douleurs rappellent tout à fait celles qui chez nombre de femmes accompagnent le début des règles ; elles sont cependant plus profondes et retentissent plus largement dans l'abdomen et les lombes. Espacées de vingt minutes, d'un quart d'heure, elles se rapprochent bientôt de cinq ou de sept en sept minutes, pour s'espacer parfois à nouveau.

Comment se traduit **objectivement** *l'effacement du col ?*

Par l'expulsion d'une grosse glaire filante et teintée de sang connue sous le nom expressif de *bouchon muqueux du col.* Cette perte de glaires sanguinolentes a une valeur diagnostique considérable. Dès qu'on l'a constatée, on doit considérer que l'accouchement est en train, tandis que rien n'était moins sûr tant que les petites douleurs entraient seules en compte.

L'examen pratiqué alors par le médecin lui permet de constater la diminution progressive de longueur du canal cervical, puis sa réduction à un orifice.

L'effacement du col est-il fatalement progressif ?
Non, car on a vu des cols complètement effacés reprendre de leur longueur en même temps que les douleurs se calmaient. Cette éventualité est rare, et le répit n'est jamais de longue durée.

En règle très générale, une femme qui a perdu le bouchon muqueux est franchement en travail ; elle doit continuer d'accoucher.

En quoi consiste la **dilatation ?**
C'est l'ouverture progressive de l'orifice du col utérin. Minuscule chez la femme qui n'a pas eu

d'enfants, de dimensions toujours faibles chez les autres, cet orifice doit acquérir une circonférence capable de laisser passer une tête de fœtus à terme : quel travail !

La durée en sera des plus variables avec la fréquence des douleurs, la force des contractions, leur transmission au col, la résistance plus ou moins grande des fibres circulaires de l'orifice cervical.

Quelle est alors la **fréquence des douleurs ?**
Dans un accouchement normal, les douleurs se rapprochent quand la dilatation commence. Elles surviennent toutes les cinq minutes, puis de trois en trois minutes, et restent en général assez longtemps à ce dernier rythme. Tantôt elles sont égales en violence, tantôt une douleur forte alterne avec une contraction plus faible; dans de rares cas schématiques, la progression est régulière et constante jusqu'à la fin de la période de dilatation où, en quelques douleurs particulièrement intenses et ne laissant pas de rémission tant elles sont longues et rapprochées, l'orifice interne du col utérin se dilate au maximum. Plus souvent cette période terminale n'arrive qu'après des alternatives de calme relatif et de recrudescence des contractions, alternatives qui ne font que prolonger la durée du travail.

Quelles sont les autres causes qui vont varier la **durée** *de la dilatation ?*
Indépendamment du nombre des contractions, il faut considérer leur durée et leur force. En pla-

çant la main sur le ventre, il est aisé de sentir, à travers la paroi abdominale, le durcissement du muscle utérin et d'apprécier la durée et l'intensité de ce phénomène.

Il faut aussi considérer l'efficacité des contractions. Pour des raisons mal connues qui semblent en grande partie tenir à une orientation défectueuse du corps utérin, et à maint détail de la position du fœtus, certaines femmes ont des contractions énergiques qui cependant n'aboutissent à aucun résultat utile. On a remarqué qu'en pareil cas les patientes localisent leurs souffrances dans la région lombaire * plutôt que dans l'abdomen : de là, la mauvaise réputation, bien justifiée du reste, de l' « accouchement par les reins ».

Il est en outre indispensable de retenir que les sensations douloureuses sont très variables d'une femme à l'autre et qu'il n'y a nulle proportion entre la douleur ressentie et la force des contractions.

L'état nerveux du sujet joue un rôle des plus importants à cet égard et l'épuisement qui résulte d'une prolongation anormale du travail a pour effet d'en rendre les douleurs de plus en plus insupportables.

Tel est le cas, quand, aux différentes anomalies que nous avons signalées plus haut, vient se substituer ou se surajouter une résistance particulière du col, qu'une cicatrice, par exemple, rend inextensible : cela constitue un obstacle qui, si le médecin n'intervient pas, peut n'être surmonté qu'au bout de longues heures, je pourrais dire de longues journées.

De quels autres symptômes s'accompagne la période de dilatation ?

Outre les douleurs proprement dites de l'accouchement dont le propre est de coïncider avec les contractions utérines, la patiente peut accuser diverses autres sensations douloureuses.

*Le **siège** en est-il variable avec la progression du travail ?*

Occupant d'abord les flancs, elles descendent un peu plus tard dans la racine des cuisses et leur face interne, ensuite c'est la fesse et toute la face postérieure de la cuisse qui sont le siège d'élancements, en même temps que se produisent des crampes du mollet. Souvent enfin il y a une très pénible sensation de pesanteur sur le rectum et de fausses envies d'aller à la selle.

Perte des eaux. C'est vers la fin de la période de dilatation que se produit en général la rupture de la poche des eaux. On appelle ainsi une dilatation ampullaire des membranes de l'œuf au-devant de la tête de l'enfant. Dans cette poche plus ou moins saillante s'accumule une quantité assez considérable du liquide contenu dans l'œuf. Lorsque spontanément ou par l'intervention préméditée de l'accoucheur les membranes se rompent, la femme se sent inondée d'un véritable flot de ce liquide amniotique ; l'écoulement s'en arrête dans l'intervalle des contractions pour reprendre en petite quantité au début de chaque douleur.

Pertes de sang. Les pertes véritables sont très rares. Par contre, vers la fin de la dilatation, il n'est pas rare qu'il s'écoule quelques gouttes de sang, provenant de la rupture de quelques fibres du col. Des efforts intempestifs peuvent amener des déchirures plus importantes qui donnent lieu à un saignement un peu plus important.

Quelles constatations fait le médecin au cours de la période de dilatation ?

Il constate par le toucher les progrès de celleci, qu'il est classique d'exprimer comparativement aux pièces de monnaie. Aussi, la parturiente ne devra-t-elle pas s'étonner d'entendre le médecin et la garde parler entre eux d'une dilatation d'un franc, de deux francs, de cinq francs. Cela veut dire que l'orifice utérin a acquis successivement le diamètre de ces pièces de monnaie. On le compare ensuite à une « petite paume de main », puis à une « grande paume » ; bientôt après la dilatation est complète. Le toucher permet en outre de suivre la progression de la tête fœtale.

Faut-il donc solliciter le médecin de répéter ces **examens ?**

Il faut bien s'en garder. car moins on fait de toucher mieux cela vaut : c'est autant de risques d'infection en moins. Quant à la garde, en l'absence de l'accoucheur et à moins d'instructions formelles de celui-ci, elle n'a aucun examen à pratiquer.

*Comment débute la période d'***expulsion ?**

Par un besoin *irrésistible* qu'éprouve la patiente de « pousser », de faire des efforts, tout à fait comme pour aller à la selle. J'ai dit besoin irrésistible, parce que souvent des velléités d'efforts se manifestent avant que la dilatation ne soit complète, risquant ainsi d'amener des déchirures du col. En règle très générale, il suffit d'un peu de volonté à la patiente pour ne pas leur obéir, tandis qu'il est impossible de résister aux efforts vrais de la période d'expulsion.

Comment faut-il diriger ces **efforts ?**
Sitôt que l'accoucheur permet à sa cliente de

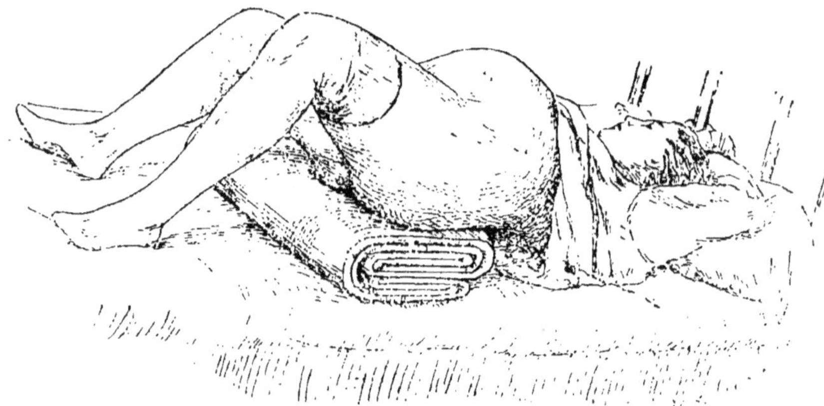

Fig. 19. — Femme couchée sur le drap de siège plié.

pousser, on glisse sous les reins le drap de siège (voy. fig. 19).

Dès le début de chaque douleur la patiente se met en position, c'est-à-dire que, couchée bien d'aplomb sur le dos, les genoux ployés et les cuisses écartées, elle s'arc-boute, appuyant du talon sur le matelas et de la paume des mains sur les barreaux du lit, ou sur les bras d'une aide. En même temps, elle prend bien sa respiration, puis ferme la bouche, et autant que possible sans saccade, sans à-coups, elle bande tous les muscles de son corps dans l'effort d'expulsion.

Elle pousse comme si elle voulait aller à la selle, et aussi comme si elle voulait enfoncer le lit du poids de son siège. D'abord maladroits, ses efforts se disciplinent vite ; saccadés et trop vite lassés, ils se prolongent et se soutiennent, aidant jusqu'au bout la contraction de l'utérus.

Quand doivent cesser les efforts d'expulsion ?
Un peu avant que la tête de l'enfant soit entièrement dégagée ; à ce moment, l'accoucheur voyant qu'il pourra achever l'accouchement sans l'aide des efforts de la parturiente et sachant qu'à ce prix seulement il évitera les déchirures du périnée, commande : « Ne poussez plus. » Il faut alors ouvrir largement la bouche et respirer à pleins poumons — ou crier à pleine gorge — et éviter ainsi toute poussée malencontreuse, pendant que l'accouchement se termine.

Comment, parallèlement aux trois périodes d'effacement, de dilatation et d'expulsion, l'enfant s'achemine-t-il vers sa naissance ?
Il faut distinguer trois temps principaux : l'engagement, la descente et le dégagement.

Qu'appelle-t-on **engagement ?**
Pendant la grossesse, l'utérus était remonté dans l'abdomen, où le fœtus se trouvait par suite contenu tout entier. Pour arriver à la vulve, la tête du fœtus doit traverser le bassin, étroit canal dont les parois ne se laissent pas forcer. Elle ne peut y pénétrer qu'à frottement dur ; et l'on dit que la tête est engagée quand sa plus grande circonférence a dépassé l'orifice ou *détroit supérieur* du bassin.

Cet engagement est le temps le plus épineux de l'accouchement, celui dont le retard peut faire craindre les seules véritables difficultés de l'accouchement. Heureusement, il est presque toujours précoce et, souvent, surtout chez les primipares, il se fait dès le huitième mois de la grossesse. Quand il n'est pas terminé au début du travail, il se produit ou se complète sous l'influence des contractions. Le retard qu'il met à se produire, empêchant la tête d'appuyer franchement sur le col à chaque douleur, est une des causes les plus habituelles de prolongation de la période de dilatation.

En quoi consiste la **descente ?**
C'est la progression, suivant un mécanisme très complexe et que nous ne décrirons pas, de la tête fœtale à travers le bassin osseux d'abord, puis à travers le périnée. La patiente en suit aisément les dernières étapes. La tête fœtale étant passée de l'utérus dans le vagin, doit vaincre la résistance des organes qui enserrent ce dernier.

Il faut surtout compter avec les muscles du périnée et les articulations du coccyx, qui, surtout chez les primipares âgées, peuvent résister pendant de longues heures aux efforts coujugués de l'utérus et de la paroi abdominale. Quand cet obstacle est vaincu, la dilatation du périnée est vite obtenue ; il y a même intérêt à ce qu'elle ne soit que lentement progressive pour éviter la déchirure des tissus.

Comment se fait le dégagement ?
Le dégagement, c'est la sortie méthodique de la

tête de l'enfant. Quand le sommet de l'occiput, qui se présente le premier, pointe fortement en avant, le sillon de la nuque se cale sous l'arcade du pubis, et là forme comme une charnière autour de laquelle la tête va pivoter. Grâce à ce mouvement, le devant du crâne apparaît peu à peu à la partie inférieure de la vulve, puis c'est le tour du front, de la racine du nez et de toute la face. Quand le menton est dehors, le dégagement de la tête est terminé, et, sauf exception rarissime, l'accouchement est virtuellement fait.

Quel est le rôle de l'accoucheur pendant le **dégagement ?**

Loin de hâter le mouvement comme on le croit généralement, il emploie ses forces à le ralentir et surtout à le diriger. Il s'oppose à ce que la tête progresse droit devant elle, comme un boulet de canon, ce qui ne se pourrait faire qu'au prix de déchirures très étendues du périnée, et il aide de son mieux au mouvement de bascule que la tête doit opérer autour de la charnière de la nuque.

Comment classer les principaux incidents, accidents et complications de l'accouchement ?

Les uns procèdent d'une anomalie dans les phénomènes physiologiques du travail, les autres sont d'ordre anatomique et sont dus tantôt à la mère, tantôt au fœtus.

Quelles sont les principales anomalies des phénomènes physiologiques ?

Perte des eaux.

L'une des plus fréquentes est la rupture prématurée des membranes. Bon nombre de femmes préludent à l'accouchement en perdant les eaux. Cet accident est souvent très précoce ; à quelque époque de la grossesse qu'il survienne il entraîne fatalement l'expulsion de l'œuf. C'est souvent dans un délai de 36 heures après la perte des eaux que les douleurs se déclarent et que le travail suit son cours ; souvent au contraire, les deux phénomènes sont concomitants. Parfois, il y a, entre la perte des eaux et le début de l'accouchement, un long intervalle de plusieurs jours. Comme cette situation ne saurait se prolonger sans danger d'infection (à cause de l'ouverture de l'œuf) on peut être amené à provoquer le déclenchement artificiel des contractions.

Conduite à tenir. Quoi qu'il en soit, voici la règle pratique de conduite de la jeune femme qui, brusquement, en général au petit jour, se sent inondée par l'écoulement du liquide amniotique : ne pas s'affoler, prendre d'urgence les moyens d'éviter, ou tout au moins de limiter l'imbibition de la literie par le liquide épanché ; se garnir la vulve comme au moment des règles, puis, s'étant allongée, bien s'observer, avec calme et réflexion. Presque aussitôt après la rupture des membranes, il y a des contractions plus ou moins douloureuses. Ces contractions se calment souvent assez vite, puis disparaissent. Dans ce cas il n'y a qu'à attendre, rien ne presse. Attendre la matinée pour prévenir le médecin et la garde.

Si, au contraire, les douleurs se succèdent régulièrement, et qu'au bout d'une heure elles durent encore en se rapprochant, il n'y a pas de temps à perdre, l'accouchement est commencé.

On peut encore observer des anomalies dans la marche du travail. Il n'est pas rare dans les accouchements prolongés d'observer un ralentissement des contractions allant jusqu'à leur arrêt complet avec rétrocession partielle des modifications du col utérin.

Arrêt du travail.

Plus rarement, et presque toujours après l'absorption malencontreuse de médicaments dangereux (ergot, ergotine), les contractions utérines perdent leur périodicité caractéristique : l'utérus se met en état de contraction permanente, soumettant ainsi le fœtus et ses organes circulatoires à une compression qui lui est souvent fatale.

Contracture utérine.

Quels obstacles peuvent présenter à la marche normale de l'accouchement les organes maternels ?
Nous en trouverons dans le squelette et dans les parties molles.

Quels sont ceux d'origine osseuse ?
Ce sont les rétrécissements du bassin. Ils reconnaissent deux grosses causes : le rachitisme et les boiteries de l'enfance.

Le rachitisme est une maladie de la nutrition sévissant sur les jeunes enfants qui reçoivent une alimentation défectueuse ; l'allaitement artificiel sans surveillance médicale en est la cause pour ainsi dire constante. Cette maladie affecte surtout le squelette dont l'ossification est très retardée ; aussi les enfants rachitiques marchent-ils fort tard. Quand ils commencent de marcher le poids de leur corps déforme leurs os encore malléables ; les os des jambes et des cuisses se courbent ; ceux du

Rachitisme.

bassin s'aplatissent d'avant en arrière. Cette dernière déformation peut dans les cas graves apporter un obstacle absolu à l'accouchement d'un enfant viable par les voies naturelles.

L'opération césarienne, c'est-à-dire l'extraction de l'enfant après ouverture chirurgicale de l'abdomen, s'impose.

De tels cas sont extrêmement rares dans les milieux où les enfants sont surveillés pendant leur croissance. Outre les soins matériels qu'ils reçoivent, ces enfants ont une hygiène générale qui les met à l'abri des formes graves du rachitisme.

Cependant, chez toute jeune femme dont la première enfance a été maladive, dont la dentition s'est faite tardivement, ou qui n'a marché qu'après un an, il faut recherché les rétrécissements légers du bassin qui peuvent être l'origine de gros ennuis.

Coxalgie.   Si le rachitisme est rare dans les classes aisées, il n'en est pas de même de la coxalgie. Cette tuberculose de l'articulation de la hanche agit de façon très complexe sur le développement du bassin qui prend une forme irrégulière, asymétrique.

Souvent, heureusement, l'espace perdu dans la moitié du basssin qui est atrophiée, est compensé par la largeur de la moitié opposée ; aussi la coxalgie produit-elle rarement des dystocies absolues, comme le sont celles du grand rachitisme.

Malgré tout, ces jeunes femmes coxalgiques ont très fréquemment des accouchements fort pénibles pour elles et comportant pour l'enfant de sérieux risques de mort ou de déformation du crâne.

Boiteries.   A un degré moindre il faut redouter le retentissement sur le bassin de toutes les boiteries de l'enfance : tumeurs blanches du genou, paralysies infantiles, luxations congénitales de la hanche, en faisant boiter la fillette, soumettent son bassin encore malléable à des pressions inégales qui la déforment asymétriquement. Il en est de même des déviations de la colonne vertébrale.

Quels sont les obstacles siégeant dans les parties molles ?

Fibrome.

Toutes les tumeurs du petit bassin (kyste de l'ovaire, par exemple) peuvent s'opposer à l'engagement et à la descente du fœtus, mais c'est aux fibromes surtout qu'il faut imputer les difficultés de l'accouchement. Certaines cicatrices du col de l'utérus, qu'elle qu'en soit la cause, prolongent démesurément la période de dilatation.

La résistance des muscles du périnée s'exagère avec l'âge ; aussi les ligaments qui fixent le coccyx au sacrum se durcissent et même parfois s'ossifient. Or, pendant la période d'expulsion, ligaments et muscles doivent se laisser forcer : leur résistance opiniâtre rend impossible la terminaison spontanée de l'accouchement chez certaines femmes et notamment chez nombre de primipares* ayant dépassé la quarantaine ; c'est alors que, faite à temps, l'application de forceps rend des services inappréciables en abrégeant les souffrances de la mère et de l'enfant.

Femmes âgées.

Quels sont les principales **difficultés provenant de l'enfant ?**

Les unes tiennent à ce que l'enfant est trop

gros. C'est un cas très rare. Les autres sont liées à l'attitude de l'enfant.

Dans la description de l'accouchement type qui précède, on a supposé que l'enfant pénétrait dans le bassin, puis sortait à la vulve en présentant le *sommet* de la tête fortement fléchie sur le tronc. Assez souvent la tête de l'enfant reste au fond de l'utérus et ce sont les fesses, accompagnées ou non des jambes repliées dans l'attitude des tailleurs, que l'enfant présente au détroit supérieur. Beaucoup plus rarement, la tête s'engage non plus par son sommet, mais par la face ; enfin dans d'autres cas le fœtus occupe le diamètre transversal de l'abdomen. C'est le tronc ordinairement précédé d'un bras qui cherche en vain à pénétrer dans le bassin. Cette dernière attitude et incompatible avec un accouchement spontané. Les autres présentations vicieuses (face, siège) sont moins radicalement mauvaises ; elles comportent néanmoins pour la mère une augmentation certaine des douleurs et pour l'enfant des risques sérieux de mort au cours du travail.

Quels autres **accidents** *peut-on craindre pendant l'accouchement ?*

Ce sont ceux qui, sans s'opposer à la progression du fœtus dans la filière pelvienne, constituent des complications d'un autre ordre.

¶Procidence du cordon. Telle est la chute du cordon ombilical qui, au lieu de rester dans l'œuf à l'abri des compressions violentes, s'insinue entre le fœtus et les parois du bassin et se fait énergiquement pincer en cet étroit espace à chaque contraction. Telle est aussi l'insertion basse du placenta. Quand cet organe, au lieu d'être implanté vers le fond de l'utérus, empiète plus ou moins sur le segment inférieur, deux risques sont à courir : celui de présentation vicieuse, celui d'hémorragie.

Le premier, nous le connaissons déjà ; le deuxième est un des plus gros dangers qui puisse menacer la femme enceinte s'il n'y est apporté un prompt remède : *Toute perte de sang vers la fin de la grossesse nécessite donc l'appel d'urgence du médecin.* Une thérapeutique appropriée qui consiste souvent dans la provocation immédiate de l'accouchement prématuré permet de sauvegarder la vie de la mère et parfois aussi celle de l'enfant.

La vie de l'enfant est-elle gravement menacée pendant l'accouchement ?

Nous venons d'énumérer les principales circonstances qui engendrent cette menace ; mais point n'est besoin d'hémorragies, d'insertion vicieuse du placenta, de procidence du cordon, ou de présentations vicieuses pour que l'enfant succombe. Un tel malheur peut survenir dans l'accouchement le plus naturel et le mieux conduit ; les dernières minutes peuvent lui en être fatales. Cependant c'est là une éventualité assez rare en l'absence de toute complication.

II. — LA DÉLIVRANCE

Que se passe-t-il après l'accouchement proprement dit ?

Il faut attendre et surveiller une deuxième phase

de l'accouchement, au cours de laquelle sont expulsés les membranes, le placenta et le cordon, qui constituaient les enveloppes de l'œuf et reliaient l'enfant à l'organisme maternel.

Dans quel laps de temps se produit la **délivrance** ?
Rien n'est plus variable; parfois elle suit presque immédiatement l'expulsion de l'enfant ; parfois aussi elle n'est point faite au bout de plusieurs heures.

Il est à souhaiter qu'elle ne soit pas trop rapide et laisse un répit d'environ une demi-heure ; c'est ainsi qu'elle a le plus de chances de s'effectuer normalement.

Comment alors se passe-t-elle ?
Aussitôt après l'accouchement la parturiente éprouve une immense soulagement et s'anéantit pour ainsi dire dans le bien-être qu'un léger frisson vient quelquefois troubler. Après dix minutes ou un quart d'heure d'absolue tranquillité, elle ressent une faible colique en même temps qu'elle accuse une perte légère ; elle a en effet une contraction utérine qui fait sourdre à la vulve un mélange de liquide amniotique et de sang, le tout en petite quantité.

Perte et colique vont se répéter au bout de quelques minutes, puis bientôt à nouveau encore. A chaque contraction la douleur augmente en intensité et en durée, aussi la primipare se demande-t-elle et demande-t-elle d'une voix où perce l'anxiété : Est-ce que cela va recommencer ?

Rassurez-vous : ce n'est que l'affaire de quelques instants. Après une douleur un peu plus forte que les autres, vous sentirez, encore une fois le besoin de pousser Gardez-vous de laisser libre cours à cette impulsion : le médecin est là pour recevoir le placenta qui se présente à la vulve, il va l'extraire posément, avec toutes ses membranes et les quelques caillots qui souvent l'accompagnent. Cette fois c'est bien fini ; *vous êtes délivrée.*

Quels **soins** *recevez-vous alors ?*

Si la délivrance s'est fait attendre, vous avez déjà reçu une injection vaginale, peut-être même une injection intra-utérine, si votre accouchement a traîné en longueur et ne s'est terminé que par une intervention du médecin.

En tout état de cause, il faut maintenant vous faire une ample toilette, recoudre votre périnée, si malgré les précautions prises il s'est laissé entamer, enfin réparer le désordre de votre lit. Après quoi, vêtue de linge propre et sec, couchée sur un drap frais, le ventre bandé de flanelle et la vulve oblitérée d'une garniture aseptique, vous n'aurez qu'à vous reposer de vos souffrances qui seront vite oubliées.

Qu'observe-t-on souvent après la délivrance ?

Un nouveau frisson plus long et plus prolongé que le premier. On le combat en vous couvrant bien, en vous mettant une boule chaude aux pieds et en vous présentant un grog léger en alcool, mais bien sucré et bien chaud.

Quelles sont les principales **complications de la délivrance ?**

Elle peut être retardée, ou incomplète, ou s'accompagner d'hémorragie.

Au bout de combien de temps parle-t-on de déli-vrance retardée ?

On est en droit de la dire telle, quand elle n'est pas faite au bout d'une heure.

A quoi est dû ce **retard** ?

Parfois le placenta ne se décolle pas parce qu'il n'y a pas de douleurs ou plutôt pas de contractions utérines. C'est ce qui arrive quand l'utérus a été surmené par des contractions trop énergiques pendant le travail ou encore quand une cause méca-nique (rétention d'urine, par exemple) s'oppose à son fonctionnement normal ; parfois il y a des contractions, elles sont même fréquentes et éner-giques, mais le placenta fortement adhérent à la muqueuse utérine, ne peut s'en détacher. S'il est en général facile de remédier aux causes de la pre-mière catégorie, il n'en est pas de même pour cette dernière, et quand après avoir épuisé les moyens accessoires (évacuation de la vessie, massage uté-rin, etc.) l'accoucheur a acquis la conviction que le placenta adhérent ne se décollera pas spontané-ment, il doit pratiquer l'opération appelée « déli-vrance artificielle ».

Qu'appelle-t-on délivrance **incomplète** ?

C'est celle au cours de laquelle un fragment du placenta, un lambeau plus ou moins étendu de membranes, quelquefois la totalité des trois mem-branes ou de l'une d'elles seulement a été retenue dans l'utérus.

Cet accident est grave, parce que la rétention s'accompagne souvent d'hémorragie quand elle est placentaire, et presque toujours d'infection quelle qu'en soit la consistance : là encore on est obligé d'extraire artificiellement de l'utérus les débris qui y sont enfermés.

Quand surviennent les **hémorragies** *de la délivrance ?*

On les observe à deux moments différents :

1° Entre l'accouchement et la délivrance ; le placenta est partiellement décollé, mais il tarde à se séparer entièrement du muscle utérin ; celui-ci ne revient pas sur lui-même, ne se rétracte pas, et laisse ainsi béants les larges vaisseaux-utéro-placentaires d'où le sang s'écoule à flots ; cela seul suffit à dire la gravité d'un tel accident ;

2° Aussitôt après la délivrance, le muscle utérin peut en totalité manquer et le mécanisme de l'hémorragie est le même que dans le cas précédent, le risque est peut-être plus grand encore.

Comment traite-t-on ces hémorragies ?

On peut les endiguer provisoirement en faisant la compression de l'aorte abdominale à travers la paroi ; c'est le rôle de la garde.

Celui du médecin est plus actif : il consiste à introduire rapidement la main entière dans l'utérus et à en extraire complètement le placenta et les membranes s'ils sont toujours en place. (C'est ce qui constitue la délivrance artificielle.)

Si la délivrance est déjà faite, l'introduction de la main a pour but de vider l'utérus des caillots qui le distendent, et en excitant violemment la contractilité du muscle utérin, d'assurer l'hémostase physiologique, par l'étranglement des vaisseaux d'où vient le sang.

Cette opération, qui est toujours improvisée, comporte naturellement quelque risques d'infection, le temps manquant pour observer dans toute leur rigueur les règles de l'asepsie.

On ne saurait donc en vouloir au médecin si, quelques jours après, la fièvre se déclare : de deux maux il lui a fallu choisir le moindre, et entre la menace immédiate de l'hémorragie et l'éventualité lointaine de l'infection, il ne pouvait hésiter : quelques minutes d'hésitation vous eussent, d'ailleurs, été fatales.

Qu'est-ce que le **délivre** *et qu'en faut-il faire ?*

On appelle *délivre,* ou arrière-faix, l'ensemble des annexes ovulaires dont l'expulsion constitue la délivrance.

Il faut conserver le délivre jusqu'à ce qu'il ait été examiné avec soin par le médecin ou la sage-femme qui vous assiste. Quand de cet examen résulte la certitude que la délivrance a été complète, on peut débarrasser la maison de ces reliefs dépourvus de poésie.

L'idée qui vient à l'esprit de nombre de gens est de les jeter aux W. C. Cette inspiration est fâcheuse car il peut en résulter un engorgement des conduites. Le mieux est de les incinérer par fragments dans le foyer de la cuisinière ou de les enterrer dans le jardin si vous en avez un ; qu'on les enfouisse alors assez profondément, pour les soustraire aux convoitises des animaux domestiques.

En ville, où ce procédé est rarement pratique,

le mieux est d'empaqueter le délivre pour le faire disparaître, à la brune, dans la plus prochaine bouche d'égout.

III. — PRÉPARATIFS EN VUE DE L'ACCOUCHEMENT

N'y a-t-il que des préparatifs matériels à faire ?
Non, il reste encore à régler des questions de personnes. De même que vous avez eu à choisir une direction médicale, de même il vous faut assurer les soins d'une bonne garde-malade.

Quand devez-vous commencer à chercher une **garde ?**
Le plus tôt est le mieux, car les bonnes gardes sont retenues très longtemps, quelquefois huit mois, à l'avance. Il faut donc vous y prendre de très bonne heure, c'est-à-dire dès que le diagnostic de grossesse est posé.

A qui devez-vous vous adresser pour cela ?
C'est à votre médecin ; car la garde qu'il vous indiquera présente, outre les garanties professionnelles qu'il lui a reconnues, l'avantage d'être rompue de longue date à ses habitudes, à sa méthode de travail, disons même, si vous le voulez, à ses manies. Votre enfant et vous, vous bénéficierez de leur entente meilleure.

Êtes-vous donc obligée d'accepter d'avance la garde que vous indique votre médecin ?
Pas le moins du monde, car il est de la plus

haute importance que vous ayez près de vous, lors de votre accouchement et surtout des suites de couches, une femme qui vous soit sympathique et dont la tenue, les allures, le caractère, cadrent avec vos goûts et vos habitudes.

Le mieux est donc de poser la question à votre médecin de façon précise ; connaissant ainsi vos désirs, il pourra choisir dans le personnel de ses gardes accoutumées celle ou plutôt celles qui vous conviennent le mieux. Elles viendront se présenter à vous et vous arrêterez celle qui vous plaira davantage.

Dans quelle catégorie de gardes lui demanderez-vous de choisir ?

Sera-ce une religieuse ou une laïque ?

Aux premières on reconnaît comme qualités leur discrétion, leur haute tenue morale, leur dévouement et aussi la modicité relative de la rétribution qu'elles demandent.

Des secondes, on vante le sens pratique plus éveillé, la vivacité d'allures, et aussi la soumission plus exacte à l'exécution littérale des indications et prescriptions du médecin.

Si le choix d'une garde séculière est arrêté, prendra-t-on une sage-femme ou une infirmière spécialisée ? Si l'on est absolument assurée du concours du médecin, la deuxième solution peut parfaitement se défendre.

N'en est-il pas une troisième ?

Si, c'est celle qui convient aux ménages de ressources modestes, ou très étroitement logés.

Elle consiste à ne point arrêter de garde-malade à demeure ; une sage-femme vient assister le médecin pendant l'accouchement ; les jours suivants elle revient matin et soir donner à l'accouchée les soins les plus importants et dresser l'entourage à changer le nourrisson et à lui donner de bonnes habitudes.

Elle nécessite le choix d'une garde absolument consciencieuse et dévouée ; il faut en plus le concours d'une proche parente de l'accouchée, mère ou sœur, qui joigne à sa bonne volonté certaine une activité et une adresse manuelles plus rares.

N'y a-t-il pas encore une autre solution ?

Si, c'est celle qui consiste à accoucher dans une maison de santé.

Existe-t-il des **maisons de santé** *spéciales pour accouchement ?*

Oui, il en existe de plus en plus et c'est à celles-là seulement qu'il faut vous adresser. Les maisons de santé chirurgicales vous refuseraient presque toutes ; celles qui vous accepteraient auraient certes un personnel capable de vous soigner convenablement, mais il est fort probable qu'aucune infirmière n'y saurait soigner votre bébé.

Pourquoi n'existe-il pas un plus grand nombre de ces maisons spéciales ?

Parce qu'avant la guerre il n'était pas encore entré dans les mœurs françaises de faire ses couches hors de chez soi. Cette coutume fort répandue dans nombre de pays étrangers fait cependant des progrès en France, à cause de la crise du logement.

Le retour à la Patrie commune des provinces de l'Est où les maisons de santé obstétricales sont nombreuses et offrent de gros avantages aux familles d'officiers souvent à l'étroit dans les villes de garnison, contribue aussi à sa diffusion.

Les avantages en sont évidents : maximum de sécurité au point de vue de l'asepsie ; maximum d'assistance médicale et paramédicale ; maximum de confort vrai ; d'autre part, minimum de tracas, absence complète de désorganisation domestique, d'improvisation et de « camping ». Pas de garde à installer dans une chambre et à nourrir, pas de mari à caser où l'on peut, parfois dans le salon sur un canapé-lit, pas d'enfants à reléguer chez une parente ou une amie, pas de risques de dégâts au mobilier (tapis, tentures, literies souillés par le sang, les antiseptiques, etc.).

Le seul inconvénient plus apparent que réel réside dans l'obligation où l'on est, soit de s'installer à l'avance dans la maison de santé, soit de s'y rendre d'urgence, à quelque heure que ce soit du jour ou de la nuit, quand le travail se déclenche. A Paris surtout, cet inconvénient est bien peu de chose, grâce au téléphone et aux taxis de nuit.

Quant aux objections sentimentales que font trop de personnes, elles sont bien peu fondées. Combien de ménages, dans les grandes villes surtout, peuvent donc se flatter de posséder la maison de famille et le lit ancestral où, tour à tour, l'on naît, l'on procrée et l'on meurt ?

Restent enfin les préoccupations pécuniaires.

Certes, les frais de séjour dans une maison de santé sont assez élevés, mais ils n'ont pas plus augmenté que les autres frais de l'existence, et si on leur compare la rémunération de la garde, sa nourriture, les frais accessoires qu'entraîne sa présence et, d'autre part, toutes les dépenses auxquelles donne lieu l'accouchement à la maison, il est permis de se demander si l'accouchement dans une maison de santé ne se traduit pas par une économie d'argent en même temps que de tracas.

Mais, ne discutons plus, et puisque les préparatifs matériels dont il nous reste à parler ne sont à votre charge que si vous accouchez chez vous, envisageons cette seule hypothèse, la plus fréquente encore malheureusement.

Dans quelle chambre accoucherez-vous ?
Dans votre chambre habituelle qui est en général la plus vaste, la plus claire et la plus confortable ; elle a, en outre, l'avantage purement moral, mais réel, d'être *la vôtre*, et de vous être familière.

Quelles transformations y apporterez-vous ?
Gardez-vous bien d'y tout bouleverser comme certains accoucheurs le demandaient naguère au nom d'une hygiène mal comprise et d'ailleurs illusoire. Enlever les rideaux, sans désinfecter les murailles, déclouer les tapis, sans obstruer les fissures du parquet, ce n'est que trompe-l'œil ; laissez donc votre chambre telle qu'elle est, à moins que vous n'y ayez été récemment soignée, — vous, ou l'un des vôtres, — d'une maladie contagieuse. Dans ce cas, il vaudrait franchement mieux aller

dans une maison de santé ; il est toutefois possible d'accoucher chez vous, mais après avoir fait entièrement désinfecter la ou les pièces contaminées, et cela par les soins d'une entreprise sérieuse de désinfection.

Enfin, si votre médecin prévoit une intervention obstétricale ou chirurgicale particulièrement importante, il peut faire extemporanément transformer votre chambre en salle d'opération. Plusieurs maisons de Paris ou des provinces louent et installent le matériel nécessaire qu'on démonte sitôt que vous avez été opérée.

Ne ferez-vous donc aucune modification dans votre chambre ?

Vous pouvez être amenée à en faire quelques-unes, soit pour la désencombrer momentanément de quelques meubles plus gênants qu'utiles, soit pour installer sur des tables de bois blanc apportées à cet effet, ou sur le marbre d'une commode ou la glace d'un guéridon, les accessoires et objets de pansement que la garde doit avoir sous la main.

Je réserve pour tout à l'heure la question du lit.

Faut-il prévoir **d'autres locaux ?**
Il faut prévoir la chambre de bébé.

Il vaut mieux, en effet que l'enfant ne couche point dans votre chambre pendant les premières nuits. Plus il sera loin de vous, moins votre sommeil risquera d'être troublé par ses cris. Vous vous remettrez bien plus vite.

Le mieux est donc d'installer son berceau dans la chambre de la garde.

Il est en effet indispensable que la garde ait sa chambre où elle sera chez elle, et qui doit être sinon spacieuse, du moins bien aérée et pourvue d'un bon appareil de chauffage. L'enfant se trouvera ainsi couché à proximité de la personne qui le soigne ; vous ne serez dérangée la nuit qu'au moment de la tétée nocturne, s'il y en a une,

Si la chambre ainsi affectée à la garde et à bébé est près de la vôtre, il n'y a rien d'autre à prévoir. Si, au contraire, elle est à l'autre bout de l'appartement, il faut pour le moment de l'accouchement installer dans une pièce voisine tout ce qui est nécessaire aux premiers soins de l'enfant. L'idéal est de donner ces soins dans la salle de bains si vous en avez une ou dans le cabinet de toilette s'il est assez vaste et s'il n'est pas froid. A défaut de cette commodité, on se résignera à installer provisoirement bébé dans la pièce quelconque qui communique avec votre chambre. Il est en effet utile que vous n'assistiez pas *de visu* aux premiers actes de la vie de votre enfant : c'est parfois un peu dramatique, et toute émotion vous est précisément interdite à ce moment ; d'autre part, il faut que le médecin et la garde soient l'un et l'autre tout près de vous pour vous porter secours en cas de besoin, ce qui leur impose la double nécessité de s'isoler de vous sans cependant s'éloigner.

Accoucherez-vous dans votre **lit ?**

Oui ; l'antique coutume du *lit de misère* ne se justifie par aucune raison sérieuse. Elle a contre elle l'obligation de vous remettre dans votre lit au moment où vous avez le plus besoin d'immobilité et de repos.

Votre lit a-t-il besoin de quelque **adaptation ?**
S'il est trop bas, il faut le faire rehausser. Le mieux pour cela est de placer sous chacun de ses pieds deux briques superposées sur le plat, ou ce qui est préférable, une pièce de bois de 10 à 15 centimètres de hauteur sur 10 centimètres dans les deux autres dimensions. Ces cales, que n'importe quel menuisier vous fera en quelques instants, doivent être évidées à leur partie supérieure ; cela forme une cupule où placer le sabot ou la roulette du pied de lit.

Qu'elle doit être **l'orientation** *du lit ?*
Il doit être autant que possible placé de milieu pour qu'on puisse plus aisément circuler autour ; s'il ne pouvait en être ainsi, le côté accessible devrait être le côté droit ; c'est également sur le bord droit du lit que vous vous couchez, quelle que soit d'ailleurs son orientation ; grâce à cette précaution, l'accoucheur et la garde seront *à leur main* pour vous assister.

Qu'entend-on par la **garniture** *du lit ?*
C'est l'ensemble des dispositions que l'on prend pour éviter de souiller le lit et la literie au cours du travail.

Comment s'installe cette garniture ?
Entre le matelas et le drap du dessous, on place, si l'on en a deux, une première toile cirée, ou une grande feuille de papier goudronné. Cette précaution supplémentaire n'est pas indispensable.
La précaution essentielle consiste à protéger le

drap du dessous par une toile imperméable ; si
l'on dispose de deux toiles, la plus vieille sera
placée au contact du matelas, la meilleure au-
dessus du drap.

Une toile cirée banale peut être utilisée à cette
fin ; elle a le défaut de manquer de souplesse et
de s'écailler facilement.

Il est donc préférable de se procurer l'article
spécial connu sous le nom de *drap d'hôpital*, qui
peut être imperméabilisé des deux côtés ou à l'en-
droit seulement. Le drap d'hôpital « simple face »
est amplement suffisant. On le prendra de 1 m. 20
de large, et cette dimension sera placée dans le
sens de la longueur du lit.

L'autre dimension variera avec la largeur du
lit : on mesurera donc celui-ci, depuis son milieu
jusqu'au longeron latéral de son armature (bois
ou fer), et le chiffre ainsi obtenu, majoré de 10 centimètres, donnera la largeur du drap d'hôpital à
acheter.

Par-dessus le drap d'hôpital on dispose une
alèze. Pratiquement cette alèze est formée d'un
drap, très usagé pour être plus doux au contact,
et plié en quatre ou en huit, selon sa grandeur.
Une bonne précaution consiste à insérer dans l'alèze
plusieurs doubles de papier épais qui la rendent
relativement imperméable et constituent une première protection de la literie.

Quand, après la délivrance (v. page 130), on
veut vous mettre au sec, il suffit presque toujours
de remplacer cette alèze par une autre ; le drap de
dessous n'a été mouillé que dans des cas exceptionnels.

Qu'est-ce que le **drap de siège ?**

C'est un drap plié en façon d'épais coussin, qui sert à élever le siège de la parturiente pendant toute la période d'expulsion.

Cette position élevée du bassin a pour double but de rendre plus efficaces vos efforts d'expulsion et d'aider considérablement le médecin dans le dégagement méthodique de la tête de l'enfant, et par suite dans la protection de votre périnée.

Comment prépare-t-on le drap de siège ?

Il existe plusieurs méthodes, voici celle que

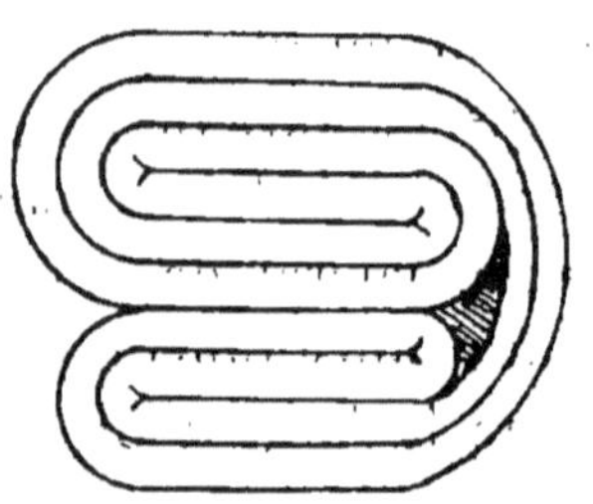

Fig. 20. — Drap de siège plié.

j'emploie (voy. fig. 20). Je choisis le plus grand et le plus épais des draps que j'ai. (Au besoin j'en réunis deux.) Je le plie d'abord en quatre dans le sens de la largeur, puis, après avoir marqué le milieu de la longueur, je plie trois ou quatre fois sur elle-même chacune des deux moitiés, de sorte que, le pliage terminé, le coussin ainsi constitué présente la forme d'un portefeuille.

Je glisse ce portefeuille sous le siège de ma patiente, l'ouverture regardant la tête du lit.

Sitôt l'enfant extrait, j'en déroule aisément la

moitié (voy. fig. 21), ce qui réalise une propreté relative dans le lit ; après la délivrance, le drap de siège et l'alèze disparaissent ensemble.

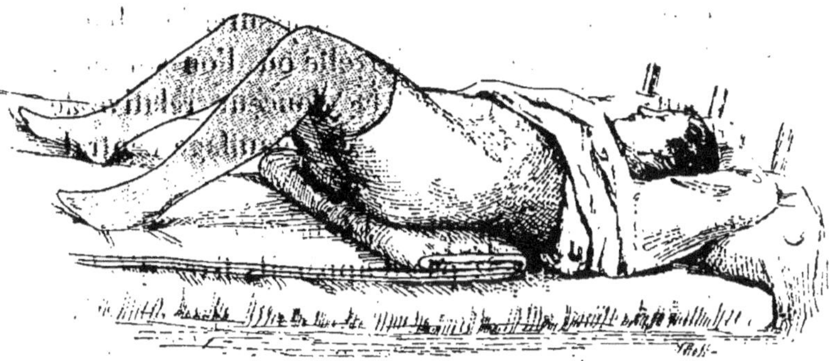

Fig. 21. — Femme couchée sur le drap de siège déplié.

Quelles **mesures accessoires** *de protection faut-il prendre ?*

Un lit métallique se trouve suffisamment à l'abri avec la garniture que nous venons de décrire. Un lit de bois, surtout nu et moderne en bois exotique, nécessite plus de ménagements.

Le longeron latéral en sera entièrement gainé de papier ou de toile d'emballage. De même, on retirera les descentes de lit, ce qui évitera du même coup de les salir et de s'y empêtrer les pieds. On pourra, surtout si le parquet est tendu d'une moquette, étaler une toile serpillière autour du lit et sur le passage qui va de la chambre de Madame à celle de bébé ou au cabinet de toilette.

Que prévoir pour le **chauffage** *de la chambre ?*

Il faut partir de cette idée que l'accouchement se fait souvent aux heures les plus froides de la nuit, qu'il y a lieu de laisser la patiente découverte pendant un laps de temps souvent assez considérable, qu'enfin les nouveau-nés sont très sensibles aux refroidissements.

Il faut donc, sauf en plein été, assurer le chauffage de votre chambre et de celle où l'on soignera bébé, sans tenir compte de la douceur relative de la saison, ni, le cas échéant, du chauffage central.

Que faut-il prévoir pour **l'éclairage ?**
Si vous ne disposez pas d'appareils fixes d'éclairage, le lit doit être orienté de façon que la vulve soit irradiée directement par le foyer lumineux.

Il faut, enfin, ne jamais compter sur l'éclairage électrique. A suppposer une distribution régulière du courant, il faut compter encore avec les accidents subits, fusion d'un « plomb » par exemple, qui pourraient causer une obscurité soudaine au moment où la lumière serait le plus utile. Ayez donc de fortes lampes à pétrole en ordre de marche qui constitueront un éclairage de fortune. Voilà votre appartement organisé pour l'accouchement ; n'est-il pas temps de vous préparer vous-même?

Quels **soins corporels** *prendra la parturiente, si elle en a le temps ?*
Avant toute autre chose, elle prendra, si elle le peut, un bain bien chaud et prolongé. Loin d'être frais comme pendant la grossesse, le bain sera de 38° ; on y restera une demi-heure au moins, trois quarts d'heure ou une heure si on le peut, naturellement on le réchauffera à plusieurs reprises pendant ce laps de temps.

La parturiente doit-elle **s'alimenter** *?*

Il est préférable qu'elle reste complètement à jeun, cependant une tasse de thé très léger peut être supportée, tout à fait au début du travail.

Quels soins donner à l' **intestin** *?*

A moins que le travail ne marche extrêmement vite, il faut prendre un lavement évacuateur aussitôt après le bain, car il est tout à fait utile que le rectum soit vide.

Faut-il faire une **toilette** *vulvo-vaginale ?*

Certes, mais tandis qu'on pouvait prendre spontanément les soins dont nous venons de parler, il vaut mieux s'en remettre à la garde de l'exécution de la toilette ; elle saura se conformer aux instructions de l'accoucheur, spécialement en ce qui concerne l'opportunité d'une injection vaginale.

Par quoi terminer ces préparatifs corporels ?

Par le nattage des cheveux ; la garde à cet effet vous partagera les cheveux par une raie sur le milieu de la tête et fera une natte franchement sur chaque côté. Cela permettra de les coiffer les jours suivants sans qu'il y ait à vous remuer la tête, et, grâce à cette précaution, les cheveux ne s'emmêlent point.

Bien entendu, cette précaution sera inutile si vous portez les cheveux courts.

Que fait-on ensuite ?

C'est alors qu'on garnit le lit, qu'on installe dans la chambre sur les meubles prévus, les objets de pansement qui vont servir tout à l'heure, et qu'on réunit dans la pièce à côté tout ce qu'il faut pour Bébé.

Quels **objets de pansement** *faut-il réunir ?*

Tout d'abord ceux que vous avez depuis longtemps et qui vous ont servi pendant la grossesse pour vos soins d'hygiène génitale.

Bock.

Le bock, qui doit être en tôle émaillée pour supporter le flambage, et dont le tube doit être en feuille anglaise de bonne qualité pour supporter l'ébullition.

Canules.

Les canules doivent être en cristal et du modèle choisi par votre médecin. Dans la plupart des « Boîtes d'accouchements » on les trouve stérilisées à l'avance, et renfermées dans une éprouvette de verre où il est facile de les conserver aseptiques.

Bassin.

Le bassin doit être en tôle émaillée. Il en existe différents modèles entre lesquels vous pouvez choisir : qu'il soit de grande capacité tout en étant

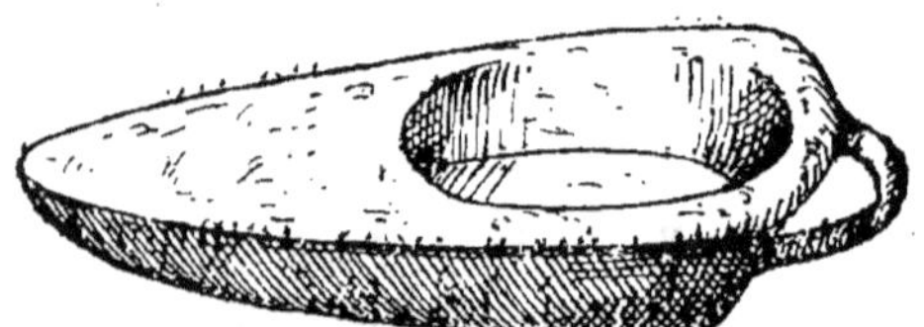

Fig. 22. — Bassin émaillé forme soufflet.

facile à manier, qu'il s'étende loin sous vos reins, et qu'il leur offre une concavité transversale prononcée (voy. fig. 22 et 23), vous pourrez y rester longtemps couchée sans souffrir : cela vous rendra peut-être de grands services.

Évitez absolument les modèles pourvus de tubulures latérales, mal fermées par des bouchons, ou ayant un bec pour la vidange : ce prétendu perfectionnement n'a jamais servi qu'à arroser le lit de la parturiente.

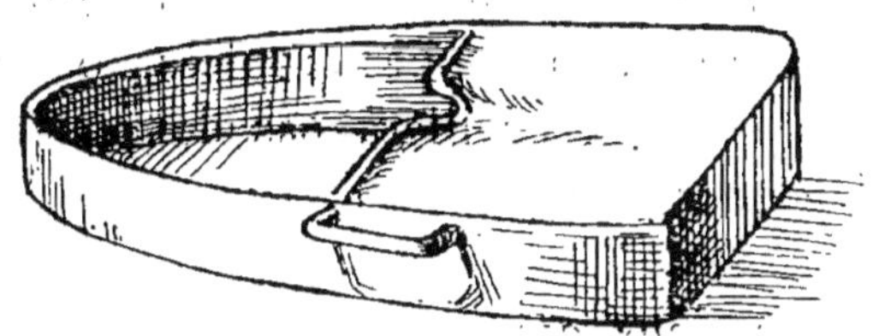

Fig. 23. — Bassin « le Bassian » bien plus confortable.

Il faut aussi des cuvettes émaillées, une grande et une moyenne, qui mobiles et stérilisables par flambage, ne feront pas double emploi avec celles de votre cabinet de toilette.

Cuvettes.

Tous ces objets doivent être fréquemment flambés : l'alcool à brûler suffit parfaitement à cet usage. Munissez-vous-en à l'avance.

Alcool à brûler.

La garde se trouve en mesure de vous faire une toilette et de vous donner s'il y a lieu une injection.

Encore lui faut-il de l'eau bouillie à bonne température. Son premier soin en arrivant près de vous a donc été de faire bouillir de l'eau dans les récipients que vous avez dû prévoir à cet effet (voy. p. 175 et fig. 26). Mais cette précaution est bien tardive, car s'il faut relativement peu de temps pour faire bouillir de l'eau, on a parfois de la peine à la faire refroidir. Aussi est-il de tout élémentaire prudence de conserver en vase clos, pendant les quinze derniers jours de la grossesse, une dizaine de litres d'eau bouillie, fréquemment renouvelée.

Eau bouillie.

Le coton joue un rôle important dans les soins qu'on va donner; outre le coton stérile en carrés et les garnitures stérilisées dont nous reparlerons tout à l'heure, il vous faut une quantité importante de coton hydrophile qui n'a pas besoin d'être stérilisé. Vous l'aurez donc pris par boîtes de 250 grammes, en nappes roulées, ou plié en accordéon ; il ne recueillera pas de poussières et l'on en gâchera moins.

Que faites-vous après ces premiers soins ?
Si la marche du travail, quoique régulière, est lente, il n'y a pas d'intérêt à ce que vous vous couchiez tout de suite. Vous restez donc assise dans un fauteuil, marchant un peu quand vous êtes énervée, vous cramponnant aux meubles pendant les douleurs.

Vous vous efforcez à causer de choses indifférentes pour détourner votre pensée de toute préoccupation et vous essayez aussi de garder tout votre calme.

Que fait la garde-malade pendant ce temps ?
Elle achève ses préparatifs, plie le drap de siège, sort de la boîte de pharmacie les médicaments et objets de pansements qui peuvent être utilisés d'urgence ; elle réunit dans la pièce destinée à Bébé tout ce qu'il faut pour lui, et notamment les pièces de layette dont on l'habillera.

Entre temps, elle vous surveille, et au moment opportun, fait appeler l'accoucheur s'il n'est déjà là. Elle vous conseille de vous coucher quand la dilatation est suffisamment avancée.

Il est bon que l'on pense alors à protéger vos jambes contre le froid et contre les contacts (surtout si vous avez des varices). Songez que vous allez rester découverte pendant toute la période d'expulsion. On pourra certes vous recouvrir la poitrine et le haut du ventre. Pour les jambes il n'en va pas de même. Aussi vous serez-vous confectionné des bas-jambières en flanelle. Ils doivent être amples, remonter jusqu'au tiers supérieur de la cuisse, et là, se fermer par une coulisse. Ces bas, voici le moment de les passer.

N'y a-t-il pas d'autres soins à vous donner ?
Si la période de dilatation s'est anormalement prolongée, si par une raison impérieuse il a dû multiplier les touchers, si un autre motif quelconque le lui fait juger bon, votre médecin pourra prescrire à une ou plusieurs reprises de nouvelles injections. Parfois même, si le travail tarde trop, il pourra vous faire prendre un bain.

En tout état de cause, il y aura lieu de refaire une toilette soignée au début de la période d'expulsion ; on en profitera, le cas échéant, pour faire tomber de quelques coups de rasoir les poils exubérants qui empêchent de nettoyer et de bien voir la vulve.

Quand les effort d'expulsion distendront l'anus et en feront s'épancher les matières fécales, on aura soin de l'isoler de la vulve par un carré d'ouate aseptique, et la détersion des matières se fera toujours de haut en bas (ou plutôt d'avant en arrière) pour éviter de souiller les voies génitales.

Quand la tête apparaîtra à la vulve, on aura soin

de l'arroser à chaque douleur avec de l'eau ou une solution faiblement antiseptique, pour éviter qu'elle vous contamine en rentrant dans le vagin après chaque douleur.

Que fait personnellement l'accoucheur pendant toute cette période ?

Auscultation du cœur.

Un des points essentiels de son rôle consiste à surveiller, par une auscultation fréquente, les bruits du cœur de l'enfant. Plus tard, il règle minutieusement le dégagement progressif de la tête ; mais si cette besogne l'accapare tout entier pendant les dernières minutes du travail, elle lui a laissé antérieurement le loisir de vous assister autrement.

Peut-il atténuer vos **souffrances** *?*

Oui, il peut d'une part vous donner du chloroforme, d'autre part vous accoucher artificiellement à l'aide d'une application de forceps.

Que faut-il penser du **chloroforme** *dans l'accouchement ?*

La preuve est faite surabondamment à l'heure actuelle que le chloroforme est absolument inoffensif chez les femmes en couches quand il leur est donné en très petite quantité, selon le mode d'anesthésie qu'on est convenu d'appeler « chloroforme à la Reine [1] ».

On ne pousse pas la narcose jusqu'au sommeil complet ; à peine la patiente perd-elle connaissance

---

1. Du nom de la reine Victoria d'Angleterre, dont les couches réitérées le mirent en honneur.

quelques instants entre deux douleurs. La contraction suivante a tôt fait de la réveiller, mais qu'elle est devenue douce, à côté des précédentes ! Certes, il y a bien encore une sensation de constriction abdominale et même de colique, mais cela ne se compare plus avec les douleurs de la femme non anesthésiée, aussi, moins énervée, plus docile, et surtout moins effrayée par la souffrance, la parturiente dirige-t-elle ses efforts au mieux.

N'y a-t-il pas d'autres médicaments contre la douleur de l'accouchement ?

Si ; fréquemment le médecin quand l'accouchement traîne en longueur calme des douleurs à la fois trop vives et peu efficaces par une piqûre de morphine ou d'un autre dérivé de l'opium. D'autre part, de nombreux médicaments sont à l'étude dont aucun ne s'est encore imposé.

Les uns, très actifs, n'ont pas encore fait la preuve de leur innocuité, les autres n'agissent que d'une façon trop inconstante.

Bref l'analgésique qui permettra d'accoucher à la fois sans aucune douleur et sans aucun danger reste à découvrir. Mais il est très possible de soulager les parturientes et c'est un devoir d'humanité que de s'y employer activement.

Que faut-il penser de l'application de **forceps ?**

Cette opération, qui effrayait tant nos mères, est devenue fort bénigne, grâce à l'anesthésie et à l'asepsie.

Entre des mains expérimentées et dans un bassin normal, elle ne produit aucun résultat fâcheux ni pour la mère ni pour l'enfant. Il ne faut donc pas redouter, mais il ne faut pas non plus l'appeler comme un soulagement. Si bénigne qu'elle soit, c'est encore une opération ; elle ne doit pas être faite par pure complaisance, mais seulement quand l'intérêt de l'un des deux êtres en jeu la réclame.

Existe-t-il des moyens de hâter la fin de l'accouchement sans recourir au forceps ?

Oui, ce sont les médicaments ocytociques dont le plus actif est *l'extrait d'hypophyse* dont vous avez certainement entendu parler. Mais ce sont des médicaments très actifs, délicats à manier, encore peu connus. Vous ne suggérerez donc jamais au médecin de les employer, et si vous n'étiez assistée que par une sage-femme, vous refuseriez d'accepter ce médicament *hors de la prescription et même de la présence du médecin accoucheur*.

Pour en finir avec les médicaments, disons un mot des antiseptiques.

Quels **antiseptiques** *emploie-t-on en obstétrique ?*
On en emploie le moins possible.

Pendant l'accouchement et la délivrance on ne fait guère usage que d'eau bouillie. Les médecins qui emploient un antiseptique le choisissent aussi peu toxique et caustique que possible.

Pour ma part j'ai recours à la *méthanaline*, solution faible de formol thymolé et désodorisé. Elle a l'avantage d'être fort peu toxique et de substituer à l'odeur du formol une odeur agréable et non une odeur pire.

D'autres accoucheurs prescrivent le lysol, d'autres le coaltar, d'autres l'oxycyanure de mercure (voy. chap. Suites de couches).

Presque tous ont renoncé au sublimé, dont ils ont observé les méfaits. Il a tout d'abord contre lui l'action tannante qu'il exerce sur les téguments ; au temps où l'on donnait cinq ou huit injections vaginales pendant le travail, on voyait la muqueuse vaginale perdre sa souplesse et son glissant. Il en résultait parfois de graves complications.

Mais surtout le sublimé est à craindre en tant que poison violent. Malgré la haute autorité de l'Académie de médecine qui non seulement les a formulés mais a autorisé les sages-femmes à s'en servir sans ordonnance de médecin (il y a trente ans, il est vrai !), il faut considérer comme néfastes les paquets de sublimé. Presque aussi mauvais sont les comprimés, le plus souvent d'origine étrangère, que l'on vend en tubes dans certaines pharmacies. Il suffit, en effet, que paquet ou comprimé se dissolve trop lentement, pour que, après avoir reçu au début de l'injection de l'eau presque pure, le vagin soit attaqué à la fin par une solution très concentrée de sel mercuriel. La plupart des nombreux accidents mortels publiés dans la presse médicale entre 1895 et 1905 étaient dus au sublimé sous l'une ou l'autre de ces deux formes.

Au cas improbable où, pour une raison qui, d'avance, ne m'apparaît pas clairement, votre médecin tiendrait à vous imposer l'usage de cet antiseptique désuet, obtenez de lui qu'il le formule en solution dans l'alcool. En mêlant cette solution mère à l'eau de votre injection dans des proportions que déterminera l'ordonnance, vous serez assurée d'avoir une injection toujours égale à elle-même, et ce sera un très gros élément de sécurité.

Enfin, comme le médecin *seul* peut le prescrire sous cette forme, vous n'accepterez le sublimé que de sa main.

Quels autres **médicaments** *vous faut-il ?*

C'est une question qui d'ordinaire vous préoccupera peu, car la plupart des accoucheurs font préparer à l'avance, soit par un laboratoire de stérilisation, soit par une pharmacie de leur choix, une « Boîte d'accouchement » qui contient tous les médicaments et objets de pansements nécessaires pour l'accouchement, quelque complication qu'il puisse survenir. Ces boîtes, très complètes, vous prémunissent donc contre toute surprise. Elles ne grèvent toutefois pas inutilement votre budget, puisque seuls les articles ayant servi sont facturés.

Cette pratique est aisément réalisable partout, même dans la plus reculée des campagnes. Néanmoins, pour vous permettre de réunir les médicaments les plus importants, je vais vous donner la liste, abrégée, de ce que contient ma « Boîte d'accouchement [1] ».

Quelques noms d'objets vous surprendront ; nous n'avons pas encore parlé des besoins auxquels ils se rapportent, ce sera pour les suites de couches ou pour les soins à donner à l'enfant.

Liste de médicaments et pansements.

Coton hydrophile (en carrés de
0,15 cm. × 0,15 cm.) . . . . . . 2 boîtes
Compresses de gaze (de 0,08 cm. × 0,12 cm.). 2 boîtes

---

1. Préparée sur mes indications par la Pharmacie d'Orsay, 6, rue de Bellechasse.

Gaze en lanière (de 0,08 sur 5 mètres) . . . . . . 2 boîtes
Garnitures vulvaires stériles . . . . 2 boîtes
Canules de cristal stérilisées. 2
Brosses à ongles chirurgicales stérilisées . . 2
Savon liquide. . . . . 250 cm³
Flacons de Méthanaline. 2
Tubes de vaseline stérile 2
Doigtiers de baudruche 12
Alcool à 90°. . . . . 200 cm³
Solution de nitrate d'argent à 1 %. . . . 10 gr.
Teinture d'iode chloroformique à 1/20. . . 20 gr.
Soie plate tressée n° 4 stérile . . . . . 1 tube
Catgut n° 1 stérile. . . . . 1 tube
Crins de Florence moyens et stériles . . . 1 tube
Gants stérilisés. . . . . 1 paire
Chloroforme (en ampoules de 30 gr.). . . 60 gr.
Ampoules assorties pour injections hypoder-
    miques d'urgence (ergotine, caféine, huile
    camphrée, etc.). 6
Ampoule de 250 gr. de sérum physiologique
    avec matériel d'injection. . . . . . . 2 amp.
Ampoule d'extrait de lobe postér. d'hypophyse. 1
Thermomètre médical. 1
Poudre d'Ektogan . . . . 1 flacon
Compte-goutte calibré rodé. 1
Seringue de cristal de 2 cm³. 1

IV. — LES SOINS A DONNER AU NOUVEAU-NÉ

Quelle est la première préoccupation du médecin lors de l'expulsion de l'enfant ?

C'est de s'assurer que celui-ci est vivant. Dans l'accouchement le plus normal et le plus rapide, l'enfant peut toujours succomber de façon imprévue (voy. p. 131.)

Asphyxie bleue. *Comment reconnaît-on que l'enfant est vivant ?*

Le plus souvent bébé manifeste sa vie par des mouvements et presque aussitôt après par des cris. S'il ne remue ni ne crie, on l'observe pour voir s'il accomplit des mouvements respiratoires ; en pareil cas, la respiration pulmonaire tardant à s'établir (voy. p. 196), le corps de l'enfant est violacé, en état de cyanose.

Mort apparente. Enfin, si l'enfant reste quelques secondes sans respirer, il suffit de prendre entre le pouce et l'index le cordon ombilical pour constater la persistance ou le défaut des pulsations des vaisseaux ombilicaux. L'absence de pouls indique soit l'arrêt du cœur, soit l'impuissance de ses contractions à faire circuler le sang jusqu'à la périphérie.

Asphyxie blanche. Dans le premier cas, c'est la mort réelle ; dans le deuxième, c'est la *mort apparente du nouveau-né* qui nécessite des soins immédiats et prolongés. Dans l'un et l'autre cas, les téguments sont d'une pâleur blafarde : c'est l'asphyxie blanche opposée à l'asphyxie bleue signalée à l'instant.

Le diagnostic de ces différents états ne demande que quelques instants. Il n'y a plus qu'à emporter l'enfant.

Peut-on dès lors emporter l'enfant ?

Il faut d'abord sectionner le cordon ombilical qui relie l'enfant au placenta encore retenu dans l'utérus.

Sectionne-t-on le **cordon** *immédiatement après la naissance ?*

Oui, si l'enfant tarde à manifester sa vie par cris et mouvements, non, s'il est bien vivant.

Qu'attend-on en pareil cas ?

Que la circulation du sang ait cessé dans le cordon (voy. p. 196) afin de ne soustraire à l'organisme fœtal que le moins de sang possible.

Laisse-t-on bébé sur le lit de sa mère ?

Non, on le soulève de l'alèze inondée de liquide amniotique, et on l'enveloppe dans une grande serviette éponge, qu'une personne de l'entourage tient à faible distance, pour éviter de tirailler le cordon.

Qui coupe celui-ci ?

Le médecin (ou la sage-femme) à l'aide des ciseaux et pinces stérilisés préalablement déposés à cet effet sur la table de nuit ou tout autre meuble à portée de sa main.

Que fait-on alors de l'enfant ?

On le transporte rapidement dans la chambre chaude préparée pour lui.

Quels soins reçoit-il alors ?

Il faut, dans l'ordre, favoriser l'établissement des fonctions vitales, assurer la prophylaxie de l'ophtalmie purulente, lier et panser le cordon.

Comment favorise-t-on l'établissement des fonctions respiratoires ?

Si l'enfant, ayant la peau rouge ou rosée, crie bien, d'une voix claire et non enrouée, il n'y a rien à faire.

Cela est assez rare, les cris de l'enfant le mieux venu sont très souvent mêlés d'une sorte de râle,

Soins
banaux.

d'un « graillonnement » qui tient à l'accumulation dans sa bouche et sa gorge de mucosités maternelles. Il faut extraire ces mucosités soit avec le petit doigt habillé d'une compresse de gaze, soit à l'aide d'un aspirateur spécial.

La fessée.   Si l'enfant, quoique respirant un peu, crie faiblement et conserve la teinte violacée de ses téguments, il faut le faire respirer largement. Le moyen le plus rapide, le plus simple, le plus sûr consiste à le faire crier et dans ce but à lui administrer... la fessée. Cette flagellation se fait de la manière suivante : de sa main gauche, le médecin prend l'enfant par les pieds, il le laisse quelques instants la tête en bas, tandis que, de sa main droite, il lui assène quelques bonnes claques sur les fesses et lui frictionne aussitôt le dos avec un peu d'alcool. Bébé, ainsi claqué, crie vigoureusement ; les mucosités qui encombraient ses voies respiratoires supérieures se sont écoulées par le nez et par la bouche, et maintenant, grâce à cette correction précoce que vous jugez un peu barbare, votre enfant, la peau rose et la voix claire, respire normalement ; il est définitivement entré dans la vie par la porte de la souffrance : déjà !

Les choses se passent-elles toujours aussi simplement ?

Non, et les manœuvres de réanimation, souvent heureuses dans les cas même accentués d'asphyxie bleue, rarement couronnées de succès quand il s'agit d'asphyxie blanche, sont à la fois bien plus compliquées et bien plus longues. Elles sont du domaine strictement médical, aussi ne les décrirons-nous pas ici. Vous comprenez maintenant pourquoi le nouveau-né doit être soigné ailleurs que dans votre chambre.

Pourquoi faut-il assurer la prophylaxie de **l'ophtalmie** *purulente ?*

Parce que, faute de soins prophylactiques, l'ophtalmie du nouveau-né se produit très fréquemment et qu'elle est d'une extrême gravité.

Depuis la quasi-suppression des épidémies de variole, l'ophtalmie du nouveau-né est passée au premier rang des causes de la cécité précoce : défalcation faite des aveugles de guerre, près de la moitié des aveugles jouiraient encore de la vue si leurs yeux avaient été soignés au moment de leur naissance.

En quoi consistent ces soins ?

A faire couler successivement dans chacun des yeux du nouveau-né quelques gouttes d'une solution de nitrate d'argent cristallisé à $1/100^e$. La solution doit pénétrer dans les culs-de-sac de la conjonctive, c'est-à-dire que toute la surface de l'œil et toute la face interne des paupières, dans ses moindres replis, doivent avoir été touchées, par le liquide antiseptique.

Ne peut-on remplacer le nitrate d'argent par du **jus de citron ?**

Non, le jus de citron ne doit être employé que comme un pis-aller provisoire, quand un accouchement prématuré vous prend au dépourvu ; quelques heures plus tard, dès qu'on aura pu se procurer la solution de nitrate d'argent, il faudra en faire usage.

Quel est l'effet du **nitrate d'argent ?**
Il produit une assez vive inflammation conjonctivale qui se manifeste par un léger écoulement séreux dont la concrétion en petites croûtes d'un jaune foncé agglutine les bords libres des paupières. Il faut éviter de prendre cet écoulement réactionnel immédiat pour un début d'ophtalmie et d'instituer un traitement qui aggraverait l'état des yeux. Des lavages bi-quotidiens à l'eau bouillie pure ou légèrement salée calmeraient au contraire cette inflammation sans gravité.

L'ophtalmie purulente survient-elle chez des enfants traités préventivement au nitrate d'argent ?
Les cas, d'ailleurs très rares, d'ophtalmie observée après instillation de nitrate sont presque tous imputables à une erreur de technique : imprégnation insuffisante des culs-de-sac conjonctivaux, traitement tardif, etc.
On observe cependant l'ophtalmie chez des enfants minutieusement et précocement traités ; il y a lieu d'incriminer alors une virulence extraordinaire des microbes qui ont infecté l'œil du nouveau-né à son passage dans le vagin ; l'instillation de nitrate d'argent n'a toutefois pas été inutile, car la gravité de la maladie en est considérablement atténuée.

Pourquoi lie-t-on *le cordon ombilical ?*
C'est afin d'éviter les hémorragies qui seraient graves pour le nouveau-né.

Le médecin, en coupant le cordon (v. p. 161)
a eu soin de comprimer dans une pince laissée à
demeure le moignon de cordon adhérent à l'ombilic ; une forte ligature placée au-dessus de cette

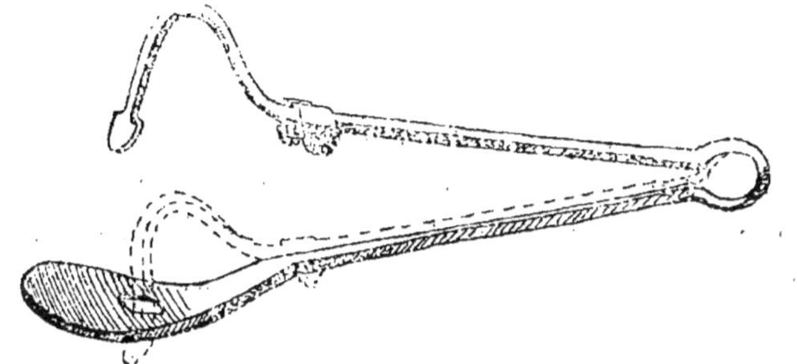

Fig 24. — Clamp de Bar.

pince permettra d'en débarrasser l'enfant et de
réduire au minimum la longueur du moignon funiculaire.

Certains accoucheurs préfèrent laisser une pince
à demeure ; tels sont le clamp de Bar (fig. 24) et
la pince à vis de Devraigne (fig. 25).

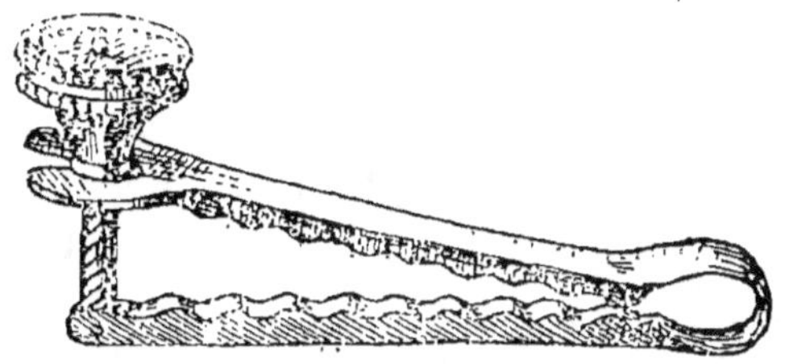

Fig. 25. — Pince à vis de Devraigne.

Avec quoi lie-t-on le cordon ?
N'importe quel fil peut servir, à condition qu'il
soit aseptique et solide. Bien bouillie, la ficelle

blanche ou, à son défaut, un nombre suffisant de brins de coton à repriser, permettent de se tirer d'affaire. Mais il vaut mieux trouver dans la boîte de pharmacie une bobine de soie plate tressée stérilisée ; la soie n° 4 est assez solide sans être trop grosse.

Comment panse-t-on ensuite le cordon ?
En l'imprégnant fortement de teinture d'iode : l'iode en excès est enlevé à l'aide d'alcool, puis on panse à sec avec de la poudre d'Ektogan.

Peut-on tout de suite après habiller le nouveau-né ?
Il est classique de lui nettoyer d'abord la peau souvent recouverte, notamment dans les plis (cou, aisselles, aînes, jarret) d'une épaisse crème blanche, constituée par des débris épidermiques. Ce nettoyage se fait soit à l'aide d'une compresse enduite de vaseline neutre, soit au cours d'un savonnage rapide, le tout suivi d'une lotion alcoolisée, soit enfin dans un bain. On a tendance aujourd'hui à ne faire ce nettoyage que le lendemain de la naissance.

Pour ma part, je préfère ne baigner bébé qu'après la chute du cordon, en raison du risque d'infection (difficultés d'aseptiser exactement la baignoire, d'avoir assez d'eau bouillie à bonne température, etc.).

Une fois propre et sec, l'enfant est poudré à la poudre de talc, surtout au niveau des plis ; on l'habille et on le présente à la mère si elle est en état de le recevoir. Puis on le couche, chaudement couvert et pourvu d'une boule d'eau chaude aux pieds.

V. — LES SUITES DE COUCHES.
LEUR HYGIÈNE

Quels sont les phénomènes essentiels des suites de couches ?

Ce sont les lochies, l'invulation utérine et la montée du lait.

Qu'entend-on par **lochies ?**

On désigne ainsi l'ensemble des liquides qui s'écoulent par la vulve pendant le *post partum.*

Quelle est la **composition** *des lochies ?*

C'est d'abord du sang presque pur assez abondant et à peine mêlé d'un peu de mucus vaginal ou utérin ; plus tard la proportion de sang pur diminue, les sérosités, le mucus et les débris épithéliaux augmentent au contraire, puis l'écoulement lochial n'est plus guère composé que de ces derniers éléments.

Pendant **combien de temps** *l'accouchée perd-elle des lochies ?*

Pendant environ neuf jours qu'on peut partager en trois périodes égales.

Du 1er au 3e jour l'écoulement est abondant, rouge et sans odeur.

Du 4e au 6e jour il est beaucoup moindre, et, virant au jaune brunâtre, il prend une odeur alcaline, parfois un peu cadavéreuse et toujours désagréable.

Du 7e au 9e jour il devient intermittent, et il est jaune ou à peine teinté.

Qu'appelle-t-on **petit retour** *de couches ?*

Un écoulement, peu abondant, de sang pur survenant tardivement.

On l'observe, mais peu marqué, du 9e au 10e jour, et un peu abondant vers le 21e.

*Qu'est-ce que l'***involution** *utérine ?*

C'est le retour à l'état normal de l'utérus distendu et hypertrophié.

La distension utérine disparaît en grande partie aussitôt après l'accouchement, par la rétraction du muscle utérin mettant en jeu l'élasticité de ses fibres.

Elle achève progressivement de se réduire grâce aux contractions de l'utérus.

Qu'appelle-t-on **tranchées** *utérines ?*

Ce sont des douleurs absolument analogues à celles de l'accouchement et causées comme elles par les contractions utérines. Chez la primipare la sensibilité temporaire de l'utérus disparaît aussitôt après la délivrance. Chez la secondipare elle persiste souvent pendant quelques heures : cette persistance accroît de durée à chaque accouchement, si bien que pour certaines grandes multipares celui-ci apparaît comme moins douloureux que les tranchées du *post partum.*

*Comment disparaît l'***hypertrophie** *utérine ?*

L'exfoliation de la muqueuse et la transsudation séreuse emportent une partie des éléments devenus inutiles, le reste s'élimine par le torrent circulatoire, notamment par les vaisseaux lymphatiques.

Comment suit-on les progrès de l'involution utérine ?

En palpant chaque jour le fond de l'utérus à travers la paroi abdominale. A condition qu'on ait soin de faire, au préalable, vider la vessie, cet examen donne des indications assez précises.

Comment s'appelle l'**arrêt de l'involution** *utérine ?*

C'est la subinvolution caractérisée par la persistance de l'hypertrophie utérine. Cet état, presque toujours dû à un léger degré d'infection, compliqué ou non de rétention ovulaire, a pour conséquence, soit une métrite chronique avec sclérose utéro-ovarienne, soit une déviation de l'utérus qui est, presque toujours, une rétroversion.

Quand l'utérus est-il tout à fait redevenu normal ?

Jamais avant 6 semaines, époque du retour de couches (c'est-à-dire de la 1re menstruation), chez la femme qui n'allaite pas.

Comment se passe le **retour de couches ?**

Ce sont des règles normales, quoique un peu plus abondantes et un peu plus prolongées. Ces caractères s'atténuent beaucoup chez la femme qui a suivi antérieurement, et pendant les premiers jours du retour de couches, les mesures d'hygiène que nous exposerons bientôt.

Quels sont les principaux accidents des suites de couches ?

Ce sont les hémorragies, l'infection puerpérale et la phlébite.

Les **hémorragies** *des suites de couches sont-elles fréquentes ?*

Elles sont heureusement rares.

Les unes, précoces, se rattachent à celles de la délivrance (voy. p. 135); ce sont les plus abondantes et les seules qui comportent un danger immédiat.

Les autres, tardives, sont surtout à craindre par leur répétition.

Elles sont dues à la rétention dans la cavité utérine de débris de placenta ou de membranes, et se compliquent presque toujours d'un certain degré d'infection. Elles donnent lieu le plus souvent à un curettage.

En quoi consiste **l'infection puerpérale ?**

C'est l'infection consécutive à l'inoculation de la plaie utéro-placentaire par des microbes virulents préexistants dans les voies génitales ou apportés du dehors.

Tous les cas ont-ils la même gravité ?

Infection localisée.

Non ; il y a des formes atténuées, heureusement assez fréquentes, dans lesquelles l'infection se localise à l'utérus ou aux tissus péri-utérins. Les manifestations les plus atténuées de cette forme peuvent passer presque inaperçues. Ce sont elles qui aboutissent à la subinvolution utérine, aux métrites puerpérales chroniques, parfois aussi à la phlébite.

Infection généralisée.

Dans les formes graves, l'infection gagne le sang et par lui se généralise.

La maladie n'est plus alors dans l'utérus, elle est dans l'organisme entier, et peut y causer les complications en apparence les plus imprévues.

La grande infection puerpérale est heureusement devenue très rare ; prise à temps, elle guérit, mais en laissant trop souvent des séquelles durables (salpingites, etc.) ; la moindre hésitation, le moindre retard dans le diagnostic ou le traitement peuvent entraîner la mort de l'accouchée.

En quoi consiste la **phlébite** *puerpérale ?*

C'est une inflammation totale de la veine fémorale, gros tronc veineux qui collecte presque tout le sang du membre inférieur. Elle se traduit par la formation dans cette veine d'un volumineux caillot qui l'obstrue entièrement. Le sang ne pouvant, après avoir irrigué le membre atteint, regagner le cœur que par des voies détournées longtemps insuffisantes, il s'ensuit un œdème souvent considérable.

La phlébite est-elle douloureuse ?

La douleur est très variable dans son intensité, tantôt simple gêne, tantôt vive brûlure, elle n'est en tout cas qu'un élément relativement accessoire.

Que faut-il donc surtout redouter de la phlébite ?

C'est la fragmentation du caillot qui obstrue la veine enflammée ; le fragment ainsi détaché est emporté par le torrent circulatoire. Petit, il traverse le cœur droit et est lancé dans la circulation pulmonaire jusqu'à ce qu'il soit arrêté par le calibre progressivement décroissant des vaisseaux. C'est l'embolie pulmonaire qui détermine une suffocation extrêmément pénible, un violent point de côté, des crachements de sang et enfin une réaction inflammatoire toujours très grave. Si le caillot est plus volumineux, il s'arrête dans le cœur, et c'est alors la mort subite.

Quel est l'élément le plus important du traitement de la phlébite ?

C'est l'immobilisation complète, dans une gouttière, du membre atteint et même parfois du bassin. Grâce à cette précaution, les risques d'embolie sont réduits au minimum.

Le médecin prolonge cette immobilisation autant qu'il est nécessaire. Il faut ensuite par le massage et la rééducation rendre aux muscles atrophiés et infiltrés leur force et leur souplesse. Souvent le membre ne récupérera ses fonctions qu'après une ou plusieurs saisons à Bagnoles-de-l'Orne.

Que faut-il penser de la **fièvre de lait ?**

On appelait ainsi naguère un mouvement fébrile survenant le 3e ou le 4e jour du *post partum* et coïncidant par suite avec le maximum de la montée laiteuse.

Mais la coïncidence est purement fortuite, car, si forte que soit la montée de lait, elle ne s'accompagne d'aucune fièvre chez les femmes, aujourd'hui nombreuses, qui ont été accouchées aseptiquement.

Il faut donc rejeter la notion de « fièvre de lait » qui pourrait amener des tergiversations et des retards néfastes au début d'une fièvre puerpérale.

Comment prévoir les complications des suites de couches ?

Par l'examen attentif des courbes de température et de pouls.

Comment prend-on la **température** *d'une accouchée ?*

Il ne faut jamais la prendre sous l'aisselle. Accidentellement elle sera prise *buccale* le jour de l'accouchement, et, en cas de déchirure grave du périnée, pendant tout le *post partum*. Normalement elle sera prise dans le rectum. Le matin on met le thermomètre *avant* le petit déjeuner, l'après-midi *avant* le goûter. Si dans l'intervalle, ou vers la nuit on constate un peu de moiteur ou d'agitation, on le remet une troisième fois.

Comment prend-on le **pouls ?**

On le prend dans un moment de grand calme, et après avoir prié la patiente de se taire : la moindre agitation peut en effet causer une erreur.

Pendant les trois premiers jours le pouls est ordinairement ralenti. Il s'accélère ensuite pour dépasser légèrement la normale. Il suffit d'une faible hémorragie pour modifier cet état de choses ; mais, par la suite, toute accélération du pouls a sa valeur.

La fièvre est-elle toujours l'indice d'une infection puerpérale ou d'une phlébite au début ?

Non, elle peut être due à des causes locales : infection d'une plaie périnéale, lymphangite du sein (voy. ch. iv, titre VI), parfois elle dépendra d'une maladie intercurrente ; parfois enfin de la constipation. Il est toutefois prudent de ne rapporter à cette dernière cause que des élévations minimes de la température.

Quels **soins locaux** *reçoit l'accouchée pendant les suites de couches ?*

Nous avons déjà dit comment on la pansait aussitôt après la délivrance ; on continue d'après les mêmes principes à changer la *garniture*, à faire des *toilettes*, à donner ou non des *injections*.

Pourquoi garnit-on la vulve de la femme enceinte ?

Cette pratique a un double but : elle vise, d'une part, à protéger le lit de la souillure des lochies, d'autre part, à protéger les voies génitales contre l'air extérieur et ses microbes.

Le coton hydrophile remplit au mieux ce double rôle d'éponge et de filtre. Il a, par contre, l'inconvénient de se dilacérer et d'abandonner ses fibres dans les poils, dans les serviettes, etc. ; aussi est-il préférable de l'ensacher dans une compresse de gaze. Il existe de telles « garnitures » toutes préparées ; elles se trouvent dans les boîtes d'accouchement.

Qu'elle consiste seulement en une nappe de coton ou qu'elle comporte une gaze, la garniture doit être stérilisée, au moins pendant la première semaine.

Comment maintient-on la **garniture ?**

A l'aide d'une serviette passée entre les cuisses

et fixée à une ceinture sous les reins et sur l'abdomen ; le mieux est d'utiliser à cet effet les serviettes dites « périodiques », qui servent pendant les règles. Quant à la ceinture, nous en reparlerons bientôt.

Quand fait-on des **toilettes** *vulvaires ?*

On en fait chaque fois que l'accouchée urine ou va à la selle ; en outre, on en fait systématiquement une matin et soir, ces deux dernières sont les plus importantes.

En quoi consistent les petites toilettes ?

En un simple arrosage de la vulve à l'eau bouillie pure ou additionnée d'un antiseptique faible.

Elles peuvent se faire d'une façon très simple en

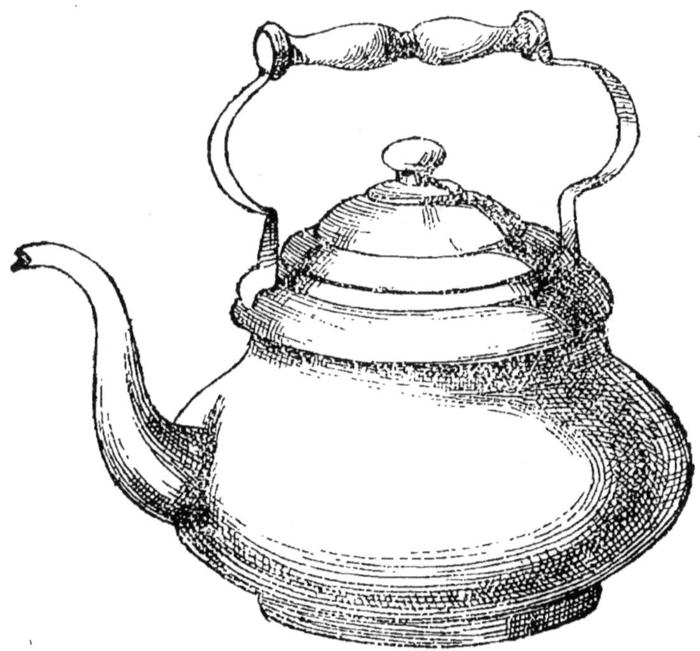

Fig. 26. — Coquemar.

versant directement du récipient où elle a chauffé l'eau bouillie ramenée à bonne température. Il est nécessaire d'avoir à cet effet une bouillotte à bec très effilé ou, ce qui vaut mieux, un coquemar ; si le nom n'est plus guère usité, la chose l'est encore ; c'est cette bouillotte pansue à très long col, qu'on tient par une anse fixée de part et d'autre du ventre (voy. fig. 26).

Avec ou sans coquemar, la toilette par simple arrosage est la seule qui puisse être accidentellement confiée à une personne non qualifiée, en l'absence de la garde, par exemple.

Qu'est-ce qui caractérise les grandes toilettes ?

C'est qu'elles sont savonneuses ; elles se font donc à l'aide de tampons de coton stérile imprégnés d'eau et de savon ; le savonnage pénètre dans tous les replis de la vulve et s'étend sur les régions voisines ; il est suivi d'un vaste arrosage, d'un rinçage enlevant avec le savon toutes les impuretés. Le mieux est de ne pas essuyer du tout ; si l'on croit devoir le faire, il faut toujours essuyer de haut en bas (c'est-à-dire de la vulve vers l'anus). La toilette se termine, s'il y a lieu, par le pansement des érosions vulvo-vaginales et des sutures périnéales, en se conformant strictement aux prescriptions du médecin. On renouvelle enfin la garniture.

Quand faut-il donner des **injections ?**

C'est un des points controversés de l'hygiène des suites de couches.

Dans les premières années de l' « ère antiseptique », les accouchées reçurent jusqu'à huit injections vaginales par jour, et, comme de l'ensemble des mesures de prophylaxie prises sous l'impulsion de Tarnier, résultait une diminution considérable des accidents infectieux, on attribua aux injections fréquentes une part des mérites de la méthode.

La réaction contre cet abus est allée jusqu'à la suppression complète des injections vaginales. Je souscris volontiers à cette mode, à condition qu'elle ne soit pas tyrannique. Je donne donc encore des injections à celles de mes clientes chez lesquelles je crains pour une raison quelconque l'infection des voies génitales. Par contre, je n'en donne point à la suite des accouchements spontanés normaux.

Lorsque je fais l'économie des injections systématiques, j'en donne assez souvent une seule le matin du quatrième jour, pour prévenir la légère odeur signalée plus haut, et une seconde vers le neuvième jour pour débarrasser le vagin des dernières lochies.

Comment donner les injections ?
Le matériel est déjà connu.
Quant à la technique, la voici.

La malade, placée sur son bassin, reçoit d'abord une toilette. Puis, le bassin ayant été vidé et remis en place, on lui fait passer, sous une pression maxima de 5o centimètres, deux litres d'eau bouillie à 4o° additionnée de méthanaline.

Lorsque les deux litres se sont écoulés, elle a soin de faire un léger effort, de *pousser* légèrement, afin de chasser l'eau retenue dans le vagin.

Le pansement se termine ensuite comme s'il n'avait comporté qu'une simple toilette.

Quels soins réclame la **paroi abdominale ?**

Une contention étroite de la paroi abdominale permet aux muscles de se reposer de l'effort considérable qui leur a été imposé pendant l'accouchement, et c'est ainsi qu'elle vous permettra de retrouver — en partie — la sveltesse de votre taille. Cette contention s'obtient à l'aide d'un bon bandage.

Avec quoi bande-t-on l'abdomen de l'accouchée ?
Avec un « bandage de corps » en flanelle.

La flanelle est-elle indispensable ?
Oui ; seule elle est à la fois assez souple, assez élastique et assez résistante ; ce peut être de la flanelle de coton.

La toile manque d'élasticité et de souplesse. Avec elle, on serre trop, ou, plus souvent, pas assez.

Le crêpe, genre crêpe Velpeau, est trop élastique ; en outre, il ne peut être employé qu'en longues bandes qu'on doit enrouler autour du corps, ce qui oblige l'accouchée à se soulever à plusieurs reprises au-dessus du plan du lit.

Comment préparez-vous vos **bandages ?**
Vous n'en ferez point des ceintures *en forme* comme celles qui existent toutes faites dans le commerce. Achetez de la flanelle à la pièce ; débitez-la en coupons de 1 m. 30 à 1 m. 40, selon que vous êtes plus ou moins large de hanches. Chaque coupon, plié en deux dans le sens de la longueur et rapidement faufilé, vous donnera une bande en double épaisseur de 1 m. 30 à 1 m. 40 de long ;

la largeur sera de 35 à 40 centimètres de large, suivant que votre flanelle avait primitivement 70 ou 80 centimètres.

Ce bandage, bien appliqué et maintenu avec des épingles de nourrice, immobilisera l'abdomen et en doublera les muscles sans gêner les mouvements du diaphragme. Il servira en outre à attacher la serviette qui supporte la garniture vulvaire.

Ayez-en un minimum de deux, plutôt trois.

Cela suffit-il pour reconstituer la sangle musculaire de l'abdomen ?

Si, bien musclée par avance, vous avez en outre eu pendant votre grossesse une bonne hygiène (voy. p. 95 à 101), vous ne serez pas déformée lors de vos relevailles ; votre « ligne » sera à peine modifiée. Si, au contraire, vous aviez une paroi abdominale insuffisamment étoffée, vous garderez des stigmates indébiles de votre grossesse.

Ne peut-on remédier à ces déformations ?

Un bon moyen est de faire, dès que l'accoucheur le juge à propos, quelques mouvements de gymnastique.

S'il est très mauvais de se lever tôt, il est souvent possible et alors utile de faire dans son lit des mouvements méthodiques qui réentraîneront progressivement les muscles des membres inférieurs et de la paroi abdominale.

Enfin le massage abdominal exerce une influence très heureuse à la fois sur la nutrition des muscles, sur le fonctionnement de l'intestin et sur l'involution utérine. Malheureusement, ces manipulations sont trop délicates pour être confiées à une garde quelconque ; elles doivent être faites par un masseur professionnel ou plutôt par le médecin s'il s'adonne à la physiothérapie * : c'est donc un traitement d'exception et, pourrait-on dire, de luxe.

Hygiène générale. *Les **soins généraux** jouent-ils un grand rôle dans l'hygiène des suites de couches ?*

On peut dire que lorsque l'accouchement s'est bien passé, ils sont plus importants que les soins locaux.

*Que fera-t-on pour la **propreté** générale ?*
Le linge de corps sera changé aussi souvent qu'il sera nécessaire.

Le lit sera tenu minutieusement propre. A cet effet on laissera le drap d'alèze sous le siège de la malade tant que les pertes seront assez abondantes pour traverser la garniture.

Par contre, le drap d'hôpital sera supprimé sitôt que possible, car son étanchéité absolue fait obstacle à l'évaporation de la sueur et peut aboutir à la macération de la peau, notamment au niveau des fesses.

La garde fera à l'eau chaude et à l'eau de Cologne, dès le lendemain de l'accouchement, la toilette du visage et des mains. Les jours suivants, elle y ajoutera, par une progression rapide, celle des pieds et des autres régions du corps.

Les soins de bouche ne seront pas négligés.

*Que fera-t-on pour la **chambre** de l'accouchée ?*
On lui rendra aussitôt sa disposition et sa physionomie familière.

Le ménage y sera fait avec soin, en évitant la poussière.

La température devra, en hiver, être stable ; on veillera à ce qu'elle s'écarte le moins possible de 18 degrés.

L'aération sera régulièrement pratiquée, de jour et même de nuit, en évitant toutefois la projection directe de courants d'air froid sur le lit de l'accouchée. L'aération *médiate* par la fenêtre d'une pièce voisine sur laquelle on laissera une porte entre-bâillée, est la meilleure pratique pour la nuit.

Quel sera votre **genre de vie ?**

Il sera aussi simple que possible. Votre matinée sera presque tout entière employée à vous soigner, vous et votre bébé. L'après-midi, vous ferez le plus souvent un petit somme ; entre quatre et cinq vous aurez votre goûter, puis reprendront les soins. Vous n'aurez guère de temps à vous. Cependant, si vous n'aimez pas rester inactive, vous aurez la ressource d'entendre la lecture des journaux, puis de lire vous-même à petites doses des revues ou des livres faciles à lire ; vous aurez aussi vers le quatrième ou le cinquième jour la ressource des travaux manuels. La broderie, les travaux d'aiguille minuscules vous seront interdits ; par contre, le tricot et le crochet vous seront permis, car ils ne demandent nul effort de la tête ni des bras.

Ne pourrez-vous donc recevoir des **visites ?**

Si, mais pas tout de suite. La notion que la tranquillité est nécessaire au prompt rétablissement des jeunes mères est d'ailleurs bien entrée dans les mœurs et l'on ne vient guère voir l'accouchée qu'au bout d'une semaine. Mais méfiez-vous des visites plus intimes, seraient-ce celles de votre famille immédiate.

Envisagez sérieusement cette question avec votre mari, *avant le moment de vos couches*. Votre maman a-t-elle le caractère ainsi fait qu'elle s'affole facilement et vous tracasse par contre-coup ? ne la laissez pas trop s'installer chez vous. Craignez-vous que l'affection témoignée de part et d'autre à votre bébé éveille entre ses deux grand'mères un de ces petits conflits de jalousie plus fréquents que votre inexpérience l'imagine ? ingéniez-vous à leur éviter l'occasion de se rencontrer trop souvent à votre foyer. Bref, recherchez le calme et la paix chez vous : votre système nerveux s'en trouvera mieux et votre température sera plus régulière.

Quelle sera votre **régime** *alimentaire ?*
Le jour de l'accouchement, vous ne prendrez que du liquide. Après le grog qui suit la délivrance, vous pouvez, à votre gré, boire chaud ou froid. Le lait, le bouillon de légumes, la tisane d'orge, seront les meilleures boissons. En été, on y pourra joindre la citronnade, surtout si vous avez eu des pertes abondantes.

Le lendemain, vous commencerez à vous alimenter solidement ; mais en quantité un peu faible. Le surlendemain, vous commencerez à vous nourrir abondamment. Le choix des aliments sera dominé par une double considération : réparation rapide de vos forces, établissement précoce d'une abondante sécrétion lactée.

LISTE DES ALIMENTS [1]

PERMIS	DÉFENDUS
POTAGES	**POTAGES**
(qui seront toujours assez épais).	épicés, type bisque, soupe aux choux.
Maigres, à tous légumes, choux exceptés, avec pommes de terre écrasées, crèmes d'orge, de riz, ou d'avoine, aux fines pâtes d'Italie, au tapioca, à la semoule.	
Gras, faits exclusivement avec du bouillon dégraissé, préparés de même que les précédents.	
Les uns et les autres peuvent être *veloutés* au jaune d'œuf.	
HORS-D'ŒUVRE	**HORS-D'ŒUVRE**
Beurre frais en petite quantité ; *pommes de terre* ou *betteraves*, bien cuites, en salade peu vinaigrée.	Presque tous :
Marinade de *thon*, poisson froid.	Les uns à titre de *crudités*, les autres comme trop *épicés* (céleri) ou *fumés* (filets de hareng, etc.) ou comme *trop gras* : sardines à l'huile, olives.
ŒUFS	**ŒUFS**
Crus.	*Durs.*
A la coque, peu cuits.	*Au beurre noir.*
Brouillés, peu cuits.	*En omelette* (surtout au lard).
Mêlés aux autres aliments (voy. entremets).	

1. Ce tableau s'inspire, mais avec de fortes modifications, d'un tableau analogue publié par Lassablière.

VIANDES

(Adultes de préférence, l'épithète de viande blanche décernée au **veau** et à l'agneau ne leur confère aucune supériorité, au contraire.)

Bœuf, filet battu et grillé ; tournedos, entrecôte grillée, contrefilet rôti.

Mouton, gigot, épaule pas trop grasse, côtelette.

Poulet (jeune) rôti.

Veau (exceptionnellement, en rôti).

A g n e a u (exceptionnellement en rôti).

Porc Jambon de Paris. Jambon d'York.

Langues de veau ou de bœuf, étuvées ou braisées.

Cervelles de veau ou de mouton, riz de veau.

Lapin domestique, rôti.

Toutes les viandes grillée rôties ou exceptionnelle ment braisées.

VIANDES

Porc.
Charcuteries.
Conserves.
Gibier. Oie, canard.
Triperie, abats.
Tous les ragoûts, salmis, etc.

POISSONS

Maigres (sole, limande, carrelet, turbot, barbue, brochet), bouillis et servis à la maître d'hôtel, sole et merlan frits (ne manger ni la peau ni la friture).
Huîtres.

POISSONS

Gras : Maquereau, hareng, saumon, anguille de mer, carpe, friture de rivière, homard, langouste, crevettes, écrevisses.

LÉGUMES

Pommes de terre à l'anglaise, à la maître d'hôtel, en robe de chambre, en purée.
Julienne, haricots blancs (*en purée*).
Châtaignes.
Lentilles (nature et non décortiquées).
Pois cassés (nature et non décortiqués).
Légumes verts (chicorée, laitue, épinards) bouillis, passés au tamis, à l'anglaise.
Haricots verts à l'anglaise.
Petits pois à l'anglaise.
Endives, céleri-rave ou en branche, cerfeuil bulbeux, crosnes, à l'anglaise ou au jus.
Pâtes.
Macaroni, nouilles, Coquilles, gnocchis au beurre.

LÉGUMES

Verts crus : salade, concombres, etc.
Choux.
Oseille, tomate.
Champignons, truffes.
Oignons, ail.
Melon.

Tous légumes (pommes de terre comprises) frits, sautés ou rissolés.
Haricots blancs ou rouges *non décortiqués*.

ENTREMETS

Œufs au lait, crème renversée, flans.
Riz au lait.
Gâteaux de riz ou semoule.
Fruits cuits : pruneaux ou abricots tamisés, compotes de poires, charlotte de pommes.
Compotes de saison, fruits rouges cuits bien sucrés.
Fromages à la crème, *petits suisses*.

ENTREMETS

Blancs d'œufs en neige.
Crèmes Chantilly.
Glaces et sorbets.
Fromages faits.

DESSERTS

Confitures et marmelades, raisins, bananes, figues sèches.
Gâteaux secs, biscuits.

DESSERTS

Fruits frais *non cuits, fruits secs huileux* (noix, noisettes, amandes).
Pâtisserie : gâteaux, chocolats, pralines, fondants, etc.

PAIN

A volonté, de préférence *rassis* avec *peu de mie*.

PAIN

Frais, mal cuit.

BOISSONS

Eaux minérales.
Evian, La Roche-Posay, Vittel, Pougues.
Eau rougie.
Bière de nourrice, additionnée ou non d'extrait de malt.
Infusions chaudes :
Camomille, tilleul, verveine, feuille d'oranger, thé très léger.

BOISSONS

Vins purs et forts. *Porto.*
Chocolat, cacao, *thé fort.*
Alcools.

Quelle sera la répartition des **repas ?**

Pour beaucoup de femmes la question ne se pose pas ; elles continuent de faire à leur ordinaire deux forts repas, se contentant dans l'intervalle d'un petit déjeuner et d'un goûter légers. Un assez grand nombre d'autres modifient leurs habitudes.

Elles éprouvent le besoin de manger solidement le matin ; elles ont encore bon appétit à midi, et goûtent assez volontiers ; le soir, elles n'ont pas faim.

Il n'y a pas lieu d'aller contre cette tendance qui est conforme à la physiologie.

Si vous êtes ainsi, vous remplacerez le café au lait par du thé léger ou par le « porridge » anglais. Vous y ajouterez un œuf ou du poisson froid ou de la viande froide, ou encore une bouillie ou du riz au lait.

A midi et demi, vous déjeunerez solidement, sinon copieusement. Le plat de résistance (viande rôtie ou grillée, garnie) s'accompagnera d'un plat de légumes ou de pâtes et d'un entremets ou d'un dessert.

Au goûter, vous aurez des fruits cuits ou un entremets sérieux comme riz au lait, gâteau de riz, etc.

Le soir, vous vous contenterez d'un potage et d'un dessert.

Encore une fois vous avez le choix entre ce régime emprunté aux pays du Nord et le cycle français, mais vous vous trouverez au moins aussi bien du premier que du second.

La femme en couches est-elle **constipée ?**
Si quelques femmes privilégiées échappent à la constipation pendant leur grossesse, il n'en est pas une dont l'intestin fonctionne régulièrement pendant les suites de couches.

Aux autres causes de paresse intestinale, s'ajoute alors le séjour au lit.

Cette constipation peut-elle avoir des conséquences sérieuses ?
Assurément. Nombre d'élévations, légères à la vérité, de la température n'ont point d'autre cause. En outre, les femmes qui restent constipées man-

quent d'appétit et la sécrétion du lait s'en ressent tout de suite. La qualité du lait, enfin, est altérée ; nous verrons plus tard combien le nourrisson peut souffrir de cet état de choses.

Lavements.   *Comment prévient-on la* **constipation** *?*

Le principe qui domine la question est que l'on doit éviter autant que possible l'administration de médicaments à l'accouchée.

C'est donc aux lavements qu'il faut recourir de préférence ; l'accouchée en reçoit un chaque jour. On le donne avec le bock, armé d'une longue canule souple de caoutchouc moulé, dite « Canule Chatel-Guyon n° 2 ». Le liquide injecté est de l'eau bouillie que l'on additionne ou non d'un peu de sel gris ou de glycérine (une cuiller à soupe par 1/2 litre).

Si le lavement n'amène qu'une évacuation insuffisante, il ne faut pas espérer que la selle du lendemain fera compensation.

Laxatifs.   Agir ainsi serait risquer l'encombrement. Il faut donc le soir donner un laxatif léger choisi parmi ceux que le médecin a indiqués. La liste n'en sera pas longue, car la plupart des laxatifs passent dans le lait et risquent de purger l'enfant.

Enfin, si les risques de rétention fécale s'accentuent, il faut se résoudre à avaler un peu d'huile de ricin ; deux cuillerées à café prises le matin de très bonne heure produiront une selle abondante dans la matinée et tout rentrera dans l'ordre.

Y a-t-il lieu de surveiller aussi **l'excrétion urinaire** *?*

La rétention d'urine n'est pas rare dans les premières heures qui suivent l'accouchement, surtout quand le travail s'est prolongé outre mesure.

On la combat par des applications de compresses chaudes sur la partie inférieure de l'abdomen, par l'immersion des mains dans l'eau froide, ou par des toilettes génitales répétées. Un moyen, plus simple encore, réussit bien chez les femmes nerveuses : il consiste à faire couler le robinet de la toilette, celui de la baignoire, ou tout autre filet d'eau. Le bruit qui en résulte agit, à la manière d'une harmonie imitative, comme un agent puissant de suggestion.

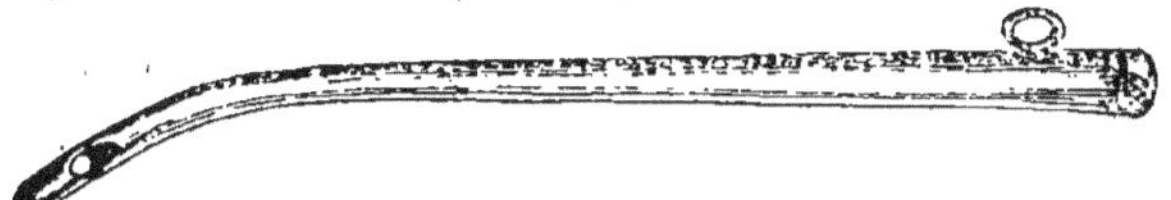

Fig. 27. — Sonde vésicale pour femme.

Si ces divers moyens échouent, et que, la rétention d'urine se prolongeant, la distension vésicale devient trop douloureuse, il faut se résoudre à employer la sonde, avec toutes les précautions d'asepsie requises (voyez fig. 27).

L'examen chimique *des urines est-il parfois nécessaire ?*

Oui, notamment chez les accouchées qui ont été albuminuriques pendant leur grossesse. Il faut alors ne recueillir les urines qu'après une toilette minutieuse, pour éviter qu'elles soient mélangées de sang. Parfois même, chez les femmes perdant beaucoup, il est nécessaire d'aller les chercher dans la vessie par un cathétérisme.

Comment serez-vous couchée au début du post partum ?

Vous devrez rester immobile sur le dos, la tête basse la nuit qui suivra l'accouchement.

Quand pourrez-vous reprendre un oreiller ?

Dès la deuxième nuit, à moins de contre-indication.

Pourquoi ne devez-vous pas vous coucher sur le côté ?

Parce que, l'utérus étant gros et lourd, et ses ligaments distendus et relâchés, vous risquez de contracter une déviation durable de l'utérus.

Cette interdiction est-elle formelle et pour une longue durée ?

Pendant la première semaine, il faut absolument éviter de reposer sur le côté ; il est tout juste permis de s'incliner un peu pour donner le sein.

Quand peut-on s'asseoir sur son lit ?

Dès que les muscles de la paroi abdominale reprennent leur tonicité et que l'utérus diminue de volume, on peut s'asseoir à demi, appuyée sur deux oreillers.

Vers la fin du premier septénaire, la permission de s'asseoir est en général donnée.

Il n'y a pas toutefois de règle générale et il faut s'en remettre à la décision de votre médecin.

Au bout de combien de temps peut-on se **lever ?**

A la question ainsi formulée par mes clientes, je réponds toujours que je n'en sais rien.

En pareille matière plus encore qu'en toute autre les préceptes rigides sont néfastes.

Naguère une accouchée devait rester vingt et un jours au lit ; puis, dans les années qui précédèrent la guerre, une réaction étant venue, un accoucheur semblait « vieux jeu » s'il ne faisait pas lever ses clientes le onzième jour, voire plus tôt.

Aucune de ces règles n'a de valeur : une accouchée garde le lit tant qu'il est nécessaire, et on ne peut le dire à l'avance.

La durée du séjour au lit variera considérablement suivant que les suites de couches auront été ou non fébriles, que les lochies auront ou non été sanglantes, que l'involution utérine aura ou non suivi une marche régulière.

Toute variation de ces éléments devra entrer en ligne de compte, ainsi que les modifications de l'état général.

L'accouchée doit-elle se préparer au lever ?
Vous ne sortirez pas de votre lit sans vous être au préalable entraînée par un peu de gymnastique ; vous ferez d'abord matin et soir cinq à six mouvements de flexion de la cuisse sur le bassin ; le premier jour, vous fléchirez en même temps la jambe sur la cuisse ; le lendemain, vous exécuterez les mouvements de la jambe tendue ; le troisième jour, vous vous exercerez à vous asseoir sans l'aide de vos bras, par la seule action des muscles de l'abdomen, puis, assise sur le bord de votre lit, vous laisserez pendre vos jambes à terre pendant un temps de plus en plus long.

Le lendemain, vous vous lèverez pour la première fois.

En quoi consistera le **premier lever ?**

A vous rendre de votre lit à une chaise longue distante de quelques mètres.

Dès que le lit aura été aéré et refait, c'est-à-dire au bout de trois quarts d'heure, vous serez heureuse de regagner votre lit.

Quelle progression suivrez-vous les jours suivants ?

Le deuxième jour, restez deux heures debout ; le troisième, levez-vous vers onze heures ; déjeunez sur un guéridon, dans votre chambre, recouchez-vous ensuite pendant une heure ou deux, et relevez-vous jusqu'après votre goûter.

Peu à peu vous arriverez à revivre de la vie normale, mais vous ferez bien de garder pendant quelques semaines l'habitude de la sieste, qui coupe en deux les fatigues de la journée et permet de réparer les mauvaises nuits auxquelles trop souvent les pleurs de bébé vous condamnent.

Quand ferez-vous votre **première sortie ?**

Environ une semaine après vous être levée.

L'état de la température extérieure, les facilités plus ou moins grandes que vous avez pour sortir de chez vous (étages, ascenseur, etc.) seront susceptibles de modifier ce délai.

La première sortie sera une courte promenade en voiture sur un bon sol ; quelques jours plus tard se fera la première promenade à pied. Il sera bon de ne pas sortir seule.

Quelles précautions prendre lors du « **retour de couches** » ?

Lors du retour de couches, c'est-à-dire lors des premières règles après l'accouchement il est utile de rester au lit le premier jour et étendue le second.

N'y-a-t-il pas d'autres précautions à prendre **plus tard ?**

Si ; il est tout à fait utile que votre médecin vous examine au bout d'environ deux mois.

CHAPITRE IV

LE NOUVEAU-NÉ [1]

I. — NOTIONS GÉNÉRALES SUR LE NOURRISSON

> Faire des enfants, ce n'est que
> de la peine ; faire des hommes,
> voilà le grand accouchement.
> Joseph DE MAISTRE [2].

N'est-il pas utile de préluder à l'étude de l'allaitement par quelques considérations préliminaires ?

Si ; ce préambule est indispensable, car la jeune mère ignore tout de la physiologie du nouveau-né ;

1. *Dans tout ce long chapitre, on n'aura en vue que le tout jeune enfant, le nouveau-né.*

Gynécologue et accoucheur, l'auteur entend se renfermer dans le domaine qui lui est familier, et, en principe, il n'aura en vue que les trois premières semaines de la vie, laps après lequel le bébé échappe à sa surveillance pour rentrer sous celle du médecin de famille.

Il ne sera dérogé à ce principe que pour exposer les quelques questions théoriques nécessaires à l'intelligence des conseils donnés à la jeune maman.

2. De notre épigraphe, rencontrée au hasard d'une lecture, nous ne connaissions ni la référence exacte, ni le texte complet.

Nous sommes redevable de l'une et de l'autre à l'obligeance du comte Rodolphe de Maistre, descendant de l'illustre penseur. La phrase que l'on va trouver ci-dessous, en son entier est tirée d'une lettre adressée de Saint-Pétersbourg à sa fille Constance en 1808, lettre si belle que nous ne résistons pas au plaisir d'en citer un important fragment. On la trouvera dans les *Lettres choisies de J. de Maistre*, 4ᵉ édit., chez Em. Vitte, Lyon, 1911, p. 220.

» Comme tu te trompes, mon cher enfant, en me parlant du *mérite* ni elle ni son entourage n'en savent guère plus long sur sa psychologie rudimentaire.

Quand s'établissent les principales fonctions du nouveau-né ?

Certaines ne s'établissent qu'après la naissance. La plupart préexistent à cet événement, mais subissent de son fait des transformations radicales.

Respiration. La respiration du fœtus se passait dans le placenta : dans les mailles de cette éponge vasculaire le sang de la mère cédait à celui du fœtus de l'oxygène en même temps que des matériaux nutritifs.

Dès qu'il a éprouvé le contact de l'air, le nouveau-né bien portant fait des mouvements d'inspiration ; l'air pénètre dans ses poumons pour y oxygéner son sang.

Circulation. Celui-ci régénéré, continue, comme chez le fœtus, d'irriguer le corps entier, puis de faire retour au cœur par le réseau veineux. Mais, puisque c'est dans le poumon qu'il doit aller puiser de l'oxygène, le cœur droit le lance dans l'artère pulmonaire et la petite circulation, et celle-ci qui n'était que virtuelle chez le fœtus, devient extrêmement

---

un peu vulgaire de faire des enfants ! Faire des enfants, ce n'est que de la peine ; mais le grand honneur est de faire des hommes, et c'est ce que les femmes font mieux que nous. Crois-tu que j'aurais beaucoup d'obligations à ta mère si elle avait composé un roman au lieu de faire ton frère ? Mais, *faire ton frère,* ce n'est pas le mettre au monde et le poser dans un berceau ; c'est en faire un brave jeune homme qui croit en Dieu et n'a pas peur du canon.

« Le mérite de la femme est de régler sa maison, de rendre son mari heureux, de le consoler, de l'encourager, et d'élever ses enfants, c'est-à-dire de *faire des hommes :* voilà le grand accouchement, qui n'a pas été maudit comme l'autre. »

intense chez le nouveau-né. En même temps, les vaisseaux qui reliaient l'ombilic (et le placenta, par le cordon) à la circulation générale deviennent inutiles ; ils s'atrophient, puis s'oblitèrent.

Les fonctions de nutrition subissent des transformations beaucoup moins rapides et de caractère bien moins urgent. *Nutrition.*

En effet, après la naissance, des échanges nutritifs entre les tissus du nouveau-né et son sang continuent comme par le passé, car, si les matériaux ne se renouvellent plus aux dépens de la mère, ils existent en réserve importante dans différents organes, notamment dans le foie : l'enfant peut vivre sans qu'on l'alimente immédiatement ; et même il ne s'en porte que mieux.

Le tube digestif n'a pas fonctionné pendant la grossesse. Il n'en est pas de même de ses annexes, et notamment du foie. Celui-ci a notamment sécrété de la bile en abondance. Ainsi s'explique la coloration verte du *mœconium*, c'est-à-dire du contenu visqueux de l'intestin, composé avant tout de pigments biliaires et de cellules mortes de la muqueuse de l'intestin. *Mœconium.*

Ce mœconium commence quelquefois à s'évacuer pendant l'accouchement. donnant ainsi une teinte verte plus ou moins foncée au liquide amniotique. C'est en général un signe de souffrance du fœtus.

Normalement il n'est expulsé, avec ou sans coliques, que dans les premiers jours de la vie ; la première selle se fait d'ordinaire au bout de quelques heures.

La sécrétion des urines commence pendant la *Urines.*

grossesse à une date indéterminée, et l'excrétion s'en fait dans le sac amniotique : les eaux de l'amnios sont donc en partie composées des urines du fœtus. A sa naissance celui-ci a souvent la vessie pleine et il n'est pas rare qu'il urine entre les cuisses de sa mère avant que le cordon n'ait été sectionné.

Toucher.

Quand s'éveillent les organes des sens ?

La sensibilité générale existe dès la naissance : le nouveau-né souffre quand une épingle le pique, si on le pince, s'il est trop serré.

De même, il pleure au contact d'un objet trop chaud ou trop froid, ce qui dénote l'éveil chez lui de la sensibilité thermique.

Vue.

Contrairement à l'opinion courante du monde, l'enfant ouvre les yeux dès la naissance et dès ce moment il voit.

Il voit, en ce sens qu'il perçoit des impressions visuelles ; il a la notion de la lumière et sans doute aussi celle de la couleur.

Quant aux notions de forme, de relief et de distance, il ne les acquerra que par une lente éducation progressive : alors, seulement, il prendra la connaissance commune du monde extérieur.

Ouïe.

De même, l'observation banale montre que dès les premiers jours l'enfant perçoit les sons ; certes il ne les interprète pas et ne les rapporte pas tout de suite à leur cause, mais ce serait là bien moins une impression sensorielle qu'une opération intellectuelle.

Quand constate-t-on **l'éveil intellectuel ?**

Au seuil de la vie, il ne peut être question d'intelligence, à peine d'instinct.

Les mouvements de succion que dès sa naissance exécute un enfant à qui l'on introduit un corps étranger dans la bouche sont souvent qualifiés d'instinctifs ; ce ne sont en réalité que des mouvements réflexes.

Les premières opérations intellectuelles sont des *associations* d'idées ou plutôt de *sensations*. Ainsi l'enfant ne tarde pas à associer la sensation de bien-être à celle de réplétion de l'estomac, aussi réclame-t-il la quantité de lait qui lui a une fois procuré au maximum la sensation euphorique * ?

Peut-on **utiliser** *cette* **idéation** *embryonnaire ?*

Oui, on peut parfaitement les faire concourir à l'éducation du jeune enfant : j'aimerais mieux écrire à son dressage.

Par exemple, on constate que le nouveau-né urine presque chaque fois qu'on le déshabille, quelques instants après avoir senti le contact de l'air.

Sachant qu'il va uriner, placez-le dans la position accroupie au-dessus d'un vase de nuit, sur lequel vous lui appuirez les fesses : la miction se produira dans cette posture.

Au bout de quelques jours une association puissante se créera dans l'esprit du nouveau-né entre les deux sensations ; écoulement de l'urine, contact du vase de nuit ; il prendra l'habitude de n'uriner (au moins en dehors du sommeil) que dans son vase et vous l'aurez, dès les premières semaines, rendu propre.

Inversement, si on prend l'habitude de le sortir du berceau dès qu'il pleure, il a tôt fait d'établir une corrélation entre ses pleurs et la promenade, et il abuse de cette constatation à son détriment et au vôtre.

Est-il important de tenir compte de la **psychologie** *rudimentaire du nouveau-né ?*

Cela est de la plus haute importance pour sa santé physique et morale. L'éducation est avant tout la lutte de deux volontés, celle du maître et celle de l'enfant. La mère, première éducatrice, doit tendre toute sa volonté à résister aux caprices du bébé.

L'exemple cité tout à l'heure est la première occasion d'une lutte de ce genre : ici l'enjeu sera pour la mère le repos de l'enfant, pour celui-ci le plaisir de la promenade.

Plus fréquente et plus importante encore comme source de conflits est la régularité des heures de tétée.

Nous en dirons bientôt toute l'importance du point de vue de l'hygiène alimentaire ; l'importance n'en est pas moindre du point de vue moral.

Education de la volonté. Le bébé qui sent chez sa mère une volonté toujours prête à faiblir n'en abusera pas seulement pour faire avancer au gré de ses caprices la satisfaction de son appétit glouton. Dès qu'avec l'âge des désirs et des caprices nouveaux lui viendront, il saura par les mêmes procédés faire capituler la volonté maternelle.

Dans la lutte d'influence dont nous parlions tout à l'heure, la mère aura le dessous et cet échec sera souvent définitif. Il est certes possible à la mère de se ressaisir plus tard, mais une telle reprise tardive demande une bien plus grande dépense d'énergie qu'il n'en aurait fallu pour habituer le bébé à plier dès les premières semaines devant une volonté toujours supérieure à la sienne.

Si paradoxal que cela puisse paraître au premier abord, on peut jusqu'à un certain point affirmer que c'est dans sa fonction de nourrice que la jeune mère assume au plus haut degré le rôle d'éducatrice qui lui est dévolu, et l'on pourrait persque dire : *tant vaut la nourrice tant vaut l'éducation.*

Que faut-il retenir de ces considérations ?
Il faut en retenir cette notion que les bonnes habitudes d'hygiène générale et d'hygiène alimentaire constituent la meilleure des gymnastiques morales ; elles ne servent donc pas seulement à élever de beaux enfants, mais aussi à en faire des hommes, ce qui, selon la parole de Joseph de Maistre placée en épigraphe de ce chapitre, est un but à la fois plus élevé et plus difficile que de les mettre au monde.

II. — HYGIÈNE GÉNÉRALE DU NOUVEAU-NÉ

Quel est le double but de cette hygiène ?
Subvenir aux besoins de l'enfant, surveiller et faciliter ses différentes fonctions.

Quel est le **premier besoin** *de l'enfant ?*
Il a avant tout besoin de chaleur ; s'étant developpé dans une véritable étuve à température constante, il n'est pas préparé à subir le contact de l'air extérieur ; abandonné à lui-même, il périrait de refroidissement.

Comment le froid agit-il sur l'enfant ?

Un coup de froid vif, qui s'observe surtout par les basses températures, paralyse la circulation ; il s'ensuit soit un accès de cyanose qui enlève l'enfant par asphyxie, soit une réfrigération locale se traduisant au niveau des extrémités ou de la face par un état spécial de la peau appelé *sclérème* ; le pronostic en est sérieux.

Beaucoup plus fréquent est le refroidissement progressif, qui menace l'enfant non pas seulement pendant quelques heures, mais pendant plusieurs semaines.

Comment lutter contre le refroidissement progressif ?

L'alimentation de l'enfant, qui lui fournit les matériaux nécessaires aux échanges organiques et aux combustions internes, est certes indispensable, mais il est moins urgent de fournir du calorique au nouveau-né que de l'empêcher de perdre sa chaleur naturelle par rayonnement et diffusion.

Comment empêcher cette déperdition ?

Par la protection de chauds vêtements et d'un lit bien compris : nous y reviendrons aux chapitres consacrés à ce sujet.

C'est le meilleur moyen de maintenir la température du corps de l'enfant.

Quelle doit être la **température** *du nouveau-né ?*

La température rectale du nouveau-né est supérieure de quelques dixièmes à celle de l'adulte. Elle doit osciller entre 37° et 37°5.

L'aération *est-elle utile au nouveau-né ?*

Elle lui est indispensable.

Comment l'assure-t-on pendant les premiers jours ?

En hiver on aère successivement la chambre de la mère et celle où couche l'enfant, le berceau ou le moïse passant de l'une à l'autre, pour éviter le contact de l'air froid.

En été, cette précaution est superflue.

Quand peut-on **sortir** *l'enfant ?*

Il n'y a pas d'inconvénient à faire faire au bébé une sortie rapide, en voiture de préférence, s'il est né à terme et si la saison n'est pas trop rigoureuse.

C'est ainsi que contrairement à un préjugé courant, on peut baptiser les enfants presque aussitôt après leur naissance.

En ce qui concerne les promenades on ne les fera que vers le dixième jour, en belle saison, vers la troisième semaine par vilain temps. Dans ce dernier cas. on pourra, dès que la température le permettra, approcher chaque jour d'une fenêtre bien exposée le moïse ou le berceau bien couvert.

En quoi consisteront les premières promenades ?

En une courte sortie d'une demi-heure à trois quarts d'heure, faite sur les bras de la nourrice sèche ou de toute autre personne.

Quand pourra-t-on utiliser la **voiture d'enfant ?**

A partir de l'âge d'un mois, pourvu que la voiture soit bien suspendue.

Combien d'heures doit dormir le nouveau-né ?

Les premiers jours il dort presque tout le temps qu'il ne consacre pas à téter. Il lui arrive même de dormir si profondément qu'on a la plus grande peine à le réveiller à l'heure de son repas.

Au bout de quatre ou cinq jours il commence de rester éveillé. Endormi sitôt après la tétée, il se réveille avant la suivante ; si on ne lui donne pas de mauvaises habitudes (voy. p. 196), il reste éveillé sans pleurer dans son berceau. La nuit, s'il ne souffre pas et si l'on ne fait pas de bruit autour de lui, il dort d'une seule traite. Réveillé par une selle ou une miction, il a parfois besoin d'être changé pour pouvoir se rendormir.

Le jour, il y a intérêt à ce que le sommeil soit entrecoupé de petites veilles ; encore faut-il que celles-ci ne soient point artificielles et que l'on n'agite pas l'enfant pour le tenir éveillé : ces excitations ébranleraient fâcheusement sou système nerveux.

Respiration nasale. *Quelle surveillance doit-on exercer du côté de la respiration ?*

On doit veiller à ce que la respiration puisse s'exécuter normalement ; le thorax de l'enfant doit être maintenu par ses vêtements ; il ne doit pas être comprimé. On doit aussi s'assurer que la respiration s'exécute bien par le nez et que l'enfant ne dort pas la bouche ouverte.

Quelle est l'utilité de la respiration nasale ?

D'une part, l'air inspiré se débarrasse dans les fosses nasales, comme dans un véritable filtre, des poussières qui le souillent ; d'autre part, il s'y charge d'une humidité qui le rend moins irritant pour les bronches, il s'y réchauffe également.

Le **coryza*** *est-il fréquent chez le nouveau-né ?*
Il est presque constant ; il débute vers le cinquième ou le sixième jour. Il n'est sérieux que si l'écoulement nasal est abondant. Dans ce cas, cela peut être un symptôme de maladie grave : il faut avertir le médecin. Dans les autres cas, bornez-vous à faire nettoyer l'entrée des narines avec un peu de vaseline montée sur un porte-coton. Ne mettez jamais d'huiles astringentes ou antiseptiques (huile résorcinée, goménolée et surtout mentholée) sans une ordonnance du médecin.

Ces petits moyens suffiront en général à calmer l'éternuement et la toux, et à faciliter le passage de l'air par le nez. Quand les fosses nasales sont complètement obstruées, l'enfant a beaucoup de peine à téter.

Quelle surveillance doit-on exercer sur la circulation ?
Il y a seulement lieu de s'assurer qu'aucun vêtement ou lien trop serré ne s'oppose à son jeu régulier tant dans le tronc qu'aux extrémités.

Que dire des **excrétions** *?*
Nous avons déjà parlé des urines, et n'y reviendrons pas ; quant aux selles, nous aurons l'occasion d'en parler longuement à l'occasion de l'hygiène alimentaire.

Quelle surveillance exercer du côté des **yeux ?**

Nous avons déjà (voy. p. 164) parlé de l'ophtalmie purulente du nouveau-né qui constitue un danger terrible puisque la cécité en est ou du moins en était la conséquence fréquente.

La prophylaxie en appartient au médecin qui a pris tout de suite après la naissance les mesures nécessaires (voy. p. 163). Au cas où ces mesures n'auraient pu être prises, il faut surveiller de très près les yeux, surtout pendant la première semaine. Tout écoulement, toute sécrétion qui agglutine les paupières en formant des croûtes est suspecte et nécessite un traitement immédiat.

Mais il ne faut pas s'inquiéter lorsqu'un tel écoulement se produit le lendemain de la naissance et même pendant un ou deux jours après chez un enfant ayant reçu une instillation de nitrate d'argent. Le lavage des yeux à l'eau bouillie suffit en pareil cas et toute médication serait inopportune, risquant de perpétuer l'irritation de la conjonctive.

Ne constate-t-on pas parfois du **larmoiement ?**

Parfois des deux côtés, ou d'un côté seulement il y a un écoulement continuel de larmes ; il n'y a pas lieu de s'en inquiéter, car cette petite infirmité guérit le plus souvent d'elle-même, entre la troisième et la sixième semaine ; passé ce délai, il faut consulter un oculiste qui à l'aide d'une sonde minuscule rétablira le cours normal des larmes qu'un bouchon muqueux empêche de se déverser dans les fosses nasales. Il est préférable de prévenir d'ici là une infection possible par un collyre prescrit par le médecin.

Quelle surveillance faut-il exercer du côté des **oreilles ?**

Les inflammations d'oreilles ne sont pas rares chez le nourrisson qui a eu du coryza. Lorsqu'un enfant est enchiffrené et qu'il dort la bouche ouverte, il a presque sûrement de l'infection des fosses nasales avec une adénoïdite ou inflammation des végétations adénoïdes. Cette infection est la cause la plus habituelle des accès de fièvre éphémère qui surviennent chez les jeunes enfants. Elle se propage facilement à l'oreille moyenne, déterminant des poussées d'otite, quelquefois aiguë avec forte fièvre, plus souvent torpide.

Le premier symptôme net est alors un écoulement d'oreilles, qui vient empeser l'oreiller ou se concréter en croûtes dans le conduit auditif et la conque.

L'otite est d'ordinaire bénigne en soi, mais elle hypothèque lourdement l'avenir de l'oreille malade : une consultation du spécialiste s'impose.

La **peau** *réclame-t elle une surveillance spéciale ?*

Oui, car elle joue un rôle considérable dans la santé de l'enfant. D'une part, elle a des glandes dont il faut assurer le bon fonctionnement ; d'autre part, comme elle est très fragile et s'infecte avec une grande facilité, il est important de maintenir son intégrité.

Quel est l'aspect de la **peau** *à la naissance ?*

Nous avons déjà dit qu'elle était recouverte d'un enduit plus ou moins épais de débris épithéliaux et de sécrétions sébacées appelées *vernix caseosa* (voy. p. 166.)

Sous cet enduit la peau a une couleur rouge souvent très marquée, surtout chez les enfants nés avant terme, et qui s'accentue pendant les premières heures de la vie.

*Qu'est-ce que l'**ictère** des nouveau-nés ?*

C'est une jaunisse très fréquente survenant chez un enfant sur quatre, au moins. La coloration jaune de la peau n'est jamais très foncée ; cet ictère, qui ne s'accompagne d'aucun trouble, n'est à aucun degré lié à une lésion du foie. C'est un ictère d'origine sanguine ; un grand nombre de globules rouges du sang sont à la naissance détruits par le coup de froid qu'ils ont à subir, soit dans le réseau capillaire cutané, soit dans le cordon ombilical.

L'hémoglobine qu'ils contenaient se répand dans le sang, s'y décompose en pigments jaunes verdâtres analogues aux pigments biliaires qui imprègnent bientôt les tissus et spécialement la peau en leur communiquant leur couleur.

Faut-il se préoccuper de l'ictère des nouveau-nés ?

Absolument pas. Dans les cas moyens, il n'influe en rien sur la santé de l'enfant. Seul l'ictère intense et prolongé en rapport avec une importante destruction de globules rouges, mérite un petit traitement antianémique.

Quelles autres modifications note-t-on du côté de la peau ?

Même lorsqu'il n'y a pas eu d'ictère, l'épiderme se desquame, c'est-à-dire se soulève par petites écailles blanches ; on dit vulgairement que l'enfant pèle. La desquamation se fait parfois par larges lambeaux, mais sans qu'il y ait lieu d'y attacher la moindre signification pathologique.

Que peut-on observer sur la peau ?
De petites lésions cutanées s'observent assez fréquemment dans les premières semaines ; ce sont de petits boutons ronds, du volume d'une tête d'épingle, d'aspect luisant et un peu gras, siégeant de préférence sur les ailes du nez, les pommettes et le front.

Les dermatologistes y voient une poussée légère d'eczéma séborrhéique. C'est presque toujours la conséquence d'un trouble digestif dû à la constipation ou à la suralimentation du bébé, parfois aux deux.

Il suffit de modifier le régime pour que l'éruption disparaisse.

Nous ne parlerons pas ici de l'érythème fessier lié aux troubles digestifs ; il trouvera sa place à l'hygiène alimentaire.

Quels **soins** *doit-on donner à la* **peau ?**
Avant la chute et la cicatrisation du cordon, il est préférable de ne pas donner de bains. On fera donc la toilette par régions.

La figure sera nettoyée avec un corps onctueux, cold-cream de préférence ou glycérolé d'amidon. La vaseline, presque toujours acide, n'est pas recommandée, sauf la vaseline blonde de Cheseborough.

Les fesses et les organes génitaux seront lavés à

l'eau bouillie et au savon, nécessaire pour enlever toute trace de matières fécales.

Alcool. — Pour le tronc et les membres on fera une bonne lotion alcoolique.

Pas d'éponge. — Pour toute cette toilette *jamais d'éponge*, nid à microbes impossible à stériliser ; l'ouate qui ne sert qu'une fois n'a pas le même inconvénient. Après la toilette, on poudre avec soin toute la surface cutanée, mais plus particulièrement les plis.

A cet effet, l'on emploie de la poudre de talc finement pulvérisée, ou toute autre poudre minérale à l'exclusion des poudres d'amidon, de riz, de lycopode, etc.

*Quand commence-t-on de **baigner** l'enfant ?*

Sitôt que le cordon est tombé et en bonne voie de cicatrisation.

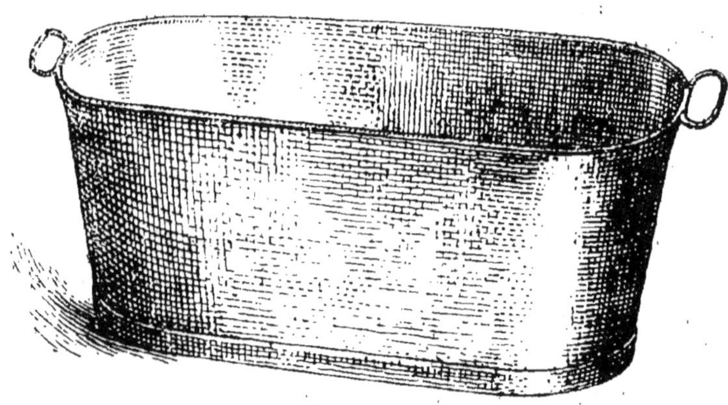

Fig. 28. — Baignoire de bébé.

Ne le baigne-t-on jamais avant ?

Les sages-femmes et même quelques médecins le baignent dès après la naissance. La quasi-impossibilité d'avoir de l'eau stérile en assez grande quantité rend cette pratique dangereuse.

Le cordon s'infecte, parfois aussi la peau, ce qui amène de petits abcès sous-épidermiques, point de départ de complications multiples.

A quelle heure baigner l'enfant ?

S'il n'y a pas d'indication particulière, le bain se donne au cours de la grande toilette du matin, avant la deuxième tétée. Chez les enfants nerveux, dormant mal et pleurant la nuit, il y a intérêt à donner le bain, additionné ou non de *tilleul*, le soir, avant la tétée qui précède ou suit immédiatement le dîner de la mère.

Quelle durée donner au bain et quelle température ?

Chez l'enfant normal le bain sera court (3 minutes et frais (35 à 36°.)

En cas de nervosité on augmentera la durée sans dépasser 5 à 7 minutes.

Quant à la température, on peut la porter jusqu'à 37 ou 38°, mais jamais au delà.

Quel est l'effet du bain ?

Localement il décape la peau, la nettoie et facilite le fonctionnement si important de ses glandes. L'effet général varie avec la température et la durée. Le bain frais et court est tonique et légèrement excitant. Le bain chaud et long est calmant ; trop long et trop chaud, il déterminerait de la congestion et de la dépression nerveuse.

Bain
de tilleul.

Comment faut-il **panser** *le moignon du cordon ombilical ?*

Le premier jour après l'avoir imprégné de teinture d'iode dont l'excès est lavé à l'alcool on l'enveloppe de deux feuillets de gaze stérilisée, recouverts eux-mêmes de coton. On maintient le tout par une bande spéciale qui fait partie de la layette (voy. p. 224). Ce pansement stérile suffit tant que le moignon reste sec. Mais il est préférable de lui adjoindre matin et soir un large poudrage à l'Ektogan, très supérieur au pansement humide à l'eau alcoolisée.

Quand le moignon est tombé, c'est-à-dire vers le 4ᵉ jour, on poudre l'ombilic après nettoyage à l'alcool.

L'ombilic doit-il suinter après la chute du moignon du cordon ?

Non, il doit en deux jours se cicatriser complètement ; s'il n'en est pas ainsi, provoquez un examen du médecin, qui fera le nécessaire.

Quels sont les **accessoires** *utiles à l'hygiène du bébé ?*

En premier lieu vient la baignoire (voy. fig. 28). Elle peut être remplacée chez le jeune enfant par un grand bain de pieds, mais il est préférable de se la procurer tout de suite.

Comment acheter une baignoire ?

Choisissez-la de dimensions moyennes, c'est-à-dire d'une contenance de 20 litres (long. 60 cm.)

Elle doit être en zinc ; dans les modèles soignés,

le fond et les côtés sont d'une seule pièce ; la baignoire peut se bosseler mais non se défoncer.

Cet accident est au contraire à craindre dans les baignoires où le fond est rapporté et soudé. Pour y parer, il faut acheter une baignoire foncée, aussi solide mais moins chère que la baignoire emboutie.

On appelle *baignoires foncées* celles dont un plancher de bois comble l'espace existant entre le fond en zinc et les rebords inférieurs.

La table de toilette est-elle indispensable ?

Non ; la toilette-bébé, petit meuble qui groupe tous les ustensiles servant à la toilette de l'enfant, n'est pas indispensable. Elle constitue un petit luxe, mais un luxe pratique.

Il en est de même des paniers de toilette et des corbeilles à layette qui sont des prétextes à rubans et pompons.

Ils égaient le chevet de bébé, tout en évitant du désordre dans son petit trousseau ; si vous ne les achetez point, suggérez à quelque parente ou amie de vous les offrir.

III. — LE LIT DU NOUVEAU-NÉ

Dans quoi couche-t-on l'enfant ?
Dans un lit, un berceau ou un moïse.

Est-il pratique de coucher le nouveau-né dans un lit ?
Non ; le lit, même le petit lit d'enfant, est trop

grand pour qu'on y puisse aisément maintenir une température suffisante. D'autre part, sa literie ne répond pas aux desiderata que nous exprimerons tout à l'heure.

Le **berceau** *est-il indispensable ou même utile ?*
Le type classique de la bercelonnette en filet, suspendue de manière à permettre de bercer l'enfant, se perd de plus en plus. C'est une mauvaise habitude à donner à l'enfant que d'être bercé ; supprimez-en la tentation en achetant un moïse.

Quel **moïse** *choisirez-vous ?*
Vous avez le choix entre deux types, le moïse alsacien et le moïse pliant.
Le moïse alsacien, sur son affût roulant, se transporte aisément d'une pièce dans l'autre ce qui vous permettra de surveiller vous-même votre bébé, tout en vaquant à vos devoirs de maîtresse de maison. Le moïse pliant est moins coquet, moins mobile, mais aussi moins encombrant à transporter en voyage et à conserver entre deux accouchements.
Quelque type que vous choisissiez achetez un moïse de grande taille (90 cm. ou 1 cm.) où l'enfant pourra dormir jusqu'à un an.

De quoi se compose la literie du bébé ?
La literie du moïse se compose des objets suivants :
Un matelas de varech ou de crin ;
Un paillot ;
Un feutre absorbant ;
Deux draps ;

Un oreiller ;
Deux couvertures ;
Un couvre-pieds ;
Un édredon ;
Un ou des rideaux.

Comment confectionner le **matelas** *de dessous ?*
L'enveloppe en coutil doit épouser les formes du moïse ou du berceau.

Elle doit, comme les enveloppes de paillasse, porter deux ouvertures permettant d'aérer le contenu.

Le contenu se compose de varech ou de crin végétal, celui-ci plus élastique, celui-là plus économique.

Qu'est-ce que le **paillot ?**
C'est un matelas identique au précédent, sauf qu'il est garni de paille, de fougère sèche ou de balle d'avoine.

Celle-ci, qu'on aura la précaution de passer à l'étuve ou tout au moins au four pour y détruire les puces, constitue la couchette la plus moelleuse et la plus chaude.

Paille, feuillage ou balle d'avoine peu coûteuses sont renouvelées aussi souvent qu'il le faut.

Le **feutre** *absorbant est-il indispensable ?*
On peut le remplacer par un molleton, moins cher, mais moins efficace, ou par un tissu imperméable qui maintient l'humidité et sent mauvais.

Le feutre est donc fort utile pour absorber l'urine et préserver les matelas.

Il doit avoir toute la longueur du lit et toute sa

largeur. L'épaisseur est de un centimètre et demi à deux centimètres ; ce tissu est très coûteux.

Comment sont les **draps ?**
Il faut les proportionner aux dimensions de la couchette.

Pour le moïse de 1 mètre, ils doivent avoir : celui de dessous, 1 m. 20 × 0 m. 80 ; celui de dessus, 1 m. 40 × 0 m. 80.

*De quoi garnit-on l'*oreiller **?**
De crin végétal, renfermé dans un sac de coutil ; on l'habille d'une taie de linge très fin, linon ou batiste.

On l'arrondit selon le galbe de la couchette et on lui donne de 30 à 40 centimètres de haut.

Comment sont les **couvertures ?**
Une couverture de laine, qu'on place la première, a des dimensions suffisantes pour qu'on puisse, toutes proportions gardées, la placer comme la couverture d'un lit d'adulte.

La seconde, en coton, doit être carrée, elle ne se replie pas à sa partie supérieure comme la couverture de laine.

Dans le moïse, un grand lange de laine et un lange de coton jouent parfaitement le rôle de couvertures.

Qu'entend-on par **couvre-pieds ?**
L'été, ce sera une pièce de piqué molletonné ou de tout autre tissu léger, de couleurs vives et cependant lavable.

L'hiver, on y substituera un tricot de laine, et l'on aura en outre un petit édredon capitonné genre édredon américain.

Doit-on **coucher** *l'enfant* **sur le dos ?**

Non, sous aucun prétexte, car cela n'a point d'avantages et comporte au contraire un gros danger.

Lorsque l'enfant vomit ses aliments, ceux-ci peuvent retomber dans son larynx et l'asphyxier.

Il faut donc le coucher par alternance sur l'un et l'autre côté.

Il est parfois indiqué de le coucher sur le ventre.

La literie et les vêtements suffisent-ils à protéger l'enfant contre le froid ?

Non, et il est indispensable d'y ajouter une source artificielle de chaleur.

Quel moyen employez-vous ?

Les boules à eau chaude, en grès ou en métal poli, sont le moyen le plus simple d'élever la température du berceau.

En été, pour un enfant à terme, on mettra une seule boule ; en hiver, ou en toute saison pour un enfant un peu débile, ne pesant pas tout à fait 3.000 grammes, on en mettra deux.

Quelles précautions prendre avec les **boules ?**

On en vérifiera soigneusement l'étanchéité et le bouchage. On ne les glissera jamais dans le lit de l'enfant qu'enveloppées dans un lainage qui protège le bébé contre leur contact immédiat, tout en maintenant plus longtemps là température de l'eau ; enfin on les tiendra le plus possible à distance du corps du bébé, surtout pendant qu'elles sont très chaudes.

Les boules ont, en effet, causé des brûlures graves.

Ces moyens sont-ils toujours suffisants pour lutter contre le refroidissement des nouveau-nés ?
Ils le sont chez les enfants normaux, mais non pas chez les enfants débiles.

Qu'entend-on par **débilité congénitale ?**
C'est l'état de faiblesse, d'aptitude moindre à la vie de certains nouveau-nés.
La cause de la débilité peut être une maladie maternelle, comme l'albuminurie, la tuberculose pulmonaire, une lésion cardiaque. Mais beaucoup plus fréquemment la débilité congénitale est due à la naissance avant terme.

Pourquoi le prématuré est-il plus menacé par le refroidissement ?
Parce que, outre sa débilité, il offre une surface cutanée presque aussi grande et par suite perd presque autant de calorique, tandis qu'il en produit beaucoup moins.

Quel est le procédé classique de lutte contre le refroidissement chez le prématuré ?
Couveuse.   C'est la mise en couveuse, c'est-à-dire dans une couchette constituée par une caisse à double paroi. Un couvercle en verre permet la surveillance de

l'enfant. Un double fond contient soit des boules
d'eau chaude, soit un thermo-siphon permettant
de maintenir à l'intérieur une température à peu
près constante (voy. fig. 29).

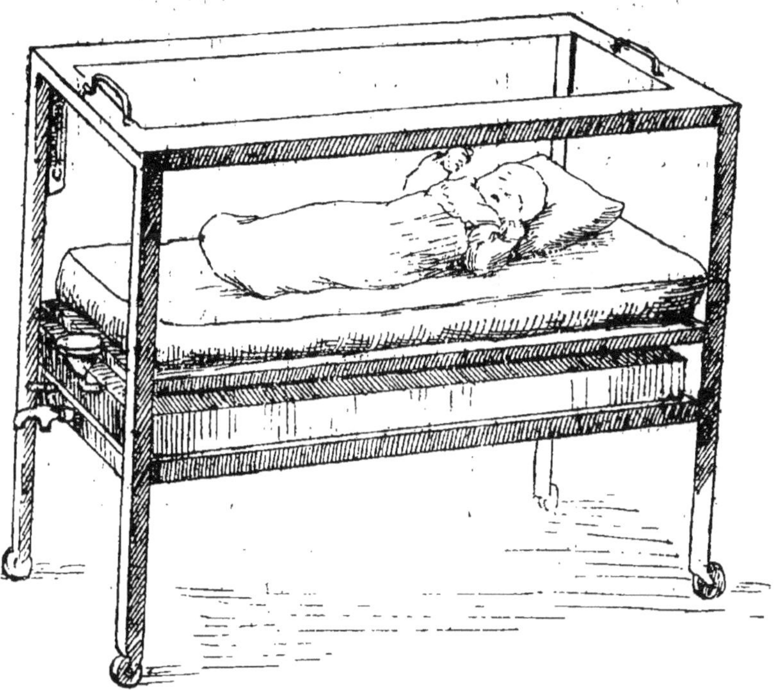

Fig. 29. — Couveuse

Aurez-vous recours, le cas échéant, à la **couveuse ?**

Je ne vous le conseille pas. La couveuse, qui a
rendu d'incontestables services, est cependant loin
d'être sans reproche.

Coûteuse, d'entretien minutieux, elle a en outre
l'inconvénient grave de maintenir le bébé dans une
atmosphère confinée.

Pour ma part, j'y ai absolument renoncé.

Par quoi la remplacerez-vous ?

Par le berceau incubateur et le maillot imperméable.

Comment fait-on un **berceau incubateur ?**

En isolant de son mieux le berceau et le moïse de l'enfant contre le refroidissement. Le papier est le meilleur isolant, et plusieurs couches de papier mince valent mieux qu'une seule couche de papier fort.

On tapisse donc de papier le fond et les parois latérales de la couchette, à moins qu'il ne s'agisse d'un berceau en bois plein. Les rideaux de tulle ou de mousseline sont remplacés par un tissu plus serré (en pratique par un drap d'alèze plié en double). Entre les deux épaisseurs on insinue et on fixe en les faufilant plusieurs couches de papier.

Dans le berceau ainsi protégé, on multiplie les boules et on les renouvelle dès qu'elles sont froides : on a soin de ne pas les renouveler toutes à la fois on peut aussi recouvrir le moïse d'un feutre chauffant électrique.

En quoi consiste le maillot imperméable ?

En une simple pièce de taffetas gommé (taffetas chiffon de préférence) dans lequel on emmaillote l'enfant ; ce tissu imperméable est appliqué sur les sous-vêtements de l'enfant ; il est recouvert du lange de laine (voy. p. 228).

Quelle est l'efficacité de ce procédé ?

Il s'oppose à la déperdition du calorique dans de telles proportions qu'on est obligé de veiller à ce que la température de l'enfant ne s'élève pas.

Mon maître M. Dufour, qui a naguère employé ce procédé sur une large échelle à la crèche de la Maternité de Port-Royal dont il avait banni les couveuses, fait les recommandations suivantes :

Prendre régulièrement la température de l'enfant à intervalles rapprochés, ou, ce qui est plus simple, laisser en permanence dans les vêtements du bébé sous le maillot imperméable un thermomètre qu'on consulte fréquemment.

Si la température s'élève, perforer de place en place le taffetas gommé pour permettre une plus grande diffusion du calorique.

On est souvent obligé de prendre cette précaution, ce qui montre combien le maillot imperméable est efficace.

La nécessité de lutter contre le **refroidissement** *est-elle de longue durée ?*

Chez le prématuré elle s'impose presque jusqu'à la date où la naissance eût dû survenir ; chez le nouveau-né sain, il n'y a lieu de prendre des mesures exceptionnelles que pendant les toutes premières semaines. Après quoi, les règles que nous préciserons en parlant de l'habillement du bébé doivent seules vous guider.

Faut-il se garder d'exagérer ces précautions ?

Certes oui, car on risquerait de provoquer des éruptions sudorales (c'est-à-dire par excès de transpiration) et même des troubles digestifs. L'enfant qui a trop chaud est suralimenté avec la ration normale de son âge et de son poids (voy. même chapitre, titre V).

IV. — LE VÊTEMENT DU NOUVEAU-NÉ

Qu'appelle-t-on layette ?
On désigne sous le nom de layette l'ensemble des pièces de vêtement de l'enfant.

N'y a-t-il pas plusieurs types de layettes ?
Si, car à l'ancienne coutume française du maillot on tend de plus en plus à substituer à l'habillment à l'anglaise.

Quelle est la caractéristique du **maillot** *français ?*
C'est que, par-dessus les sous-vêtements, il comporte un lange de laine dans lequel l'enfant est enveloppé, emmailloté jusqu'aux aisselles.

Comment est conçu **l'habillement anglais** *?*
Il supprime le maillot et comporte : des culottes, des bas et des chaussons.

Quelle est sa supériorité sur le maillot ?
Il n'emprisonne pas les membres inférieurs du bébé. Il leur laisse toute liberté, et, d'autre part, permet une plus exacte surveillance et un change plus fréquent des linges souillés de matières ou d'urine.

Quel reproche lui adresse-t-on parfois ?
Celui de moins bien soutenir le buste de l'enfant, qui contracterait de ce fait une déviation de la colonne vertébrale.
Outre que cette déduction est hasardeuse, on ne

peut dire que l'enfant est mal soutenu dans sa layette anglaise si on a eu soin de le munir d'une bande thoracique, dite bande anglaise (voy. p. 224).

Quelles sont les pièces communes aux deux types de layette ?

Ce sont : la chemise, la brassière de dessous, la brassière de dessus, la bavette, la bande de flanelle, la couche et le carré éponge.

La *chemise* se fait en toile fine, linon ou batiste ; elle va directement sur la peau de l'enfant. Le col en est largement échancré. Elle est fendue par derrière dans toute sa hauteur et ne se boutonne ni ne s'attache. Elle ne descend pas tout à fait jusqu'à l'ombilic. Les manches sont droites.

La chemise du premier âge se taille sur les mesures suivantes :

Largeur d'une épaule à l'autre. . . .	0,20 centimètres
Hauteur de l'épaule au bas.	0,22 centimètres
Longueur de manches.	0,17 centimètres
Emmanchure	0,11 centimètres

Il en faut un minimum de six.

La *brassière de dessous* recouvrira la chemise ; elle se fait, suivant la saison, en flanelle, en jersey de laine ou de coton ou en piqué léger. Elle se taille sur le même patron que la chemise, on lui tient le col un peu moins échancré. Toutes les coutures doivent en être rabattues avec soin, pour éviter les épaisseurs qui meurtriraient l'enfant. Il en faut également six.

La *brassière de dessus* se fait en piqué molletonné, ou, pour l'hiver, en tricot de laine. Le patron est le même, ainsi que la forme. On peut lui faire un col rabattu. Quant aux différentes dimensions, on les augmente d'un centimètre pour tenir compte des vêtements de dessous.

La *bavette*, ou bavoir, se fait en piqué ; nous ne décrirons pas sa forme, que vous connaissez bien. Faites-en deux douzaines pour la nuit et le matin. De jour vous mettrez à bébé l'un de ceux que vos amies vous auront offerts à profusion.

La *bande de flanelle* est destinée à maintenir en place le pansement ombilical, puis à protéger l'abdomen contre les changements de température.

Ce ne doit pas être une ceinture, bien que l'on rencontre trop souvent dans la layette des ceintures *en forme* d'application difficile et n'épousant pas la forme du ventre.

Ce doit être une simple bande de 80 centimètres de long sur 8 de large. Les bords en sont surfilés, mais sans ourlets. A l'une des deux extrémités, taillée en pointe, on coud deux rubans de fil de 30 centimètres de long.

Cette bande est présentée roulée, les cordons repliés *à l'intérieur*.

Il faut avoir 6 de ces bandes de flanelle.

Les couches classiques sont des pièces de toile carrées, de 0,80 centimètres sur 80.

On les fait de toile de fil usagée, c'est-à-dire qu'on les taille dans de vieux draps.

On fait aussi des couches neuves en divers tissus fins et absorbants, tel *l'œil-de-perdrix*, qui, un peu rude dans son neuf, devient souple après quelques lavages, ou le *tétra*.

Les couches carrées étant destinées à être pliées

diagonalement, on les remplace parfois par des couches triangulaires qu'on emploie en simple épaisseur. Elles sont de tissu éponge, pelucheuses, avec une bordure lisse, large de deux doigts.

Il faut, pour assurer un change suffisant, trois douzaines de couches.

Le *carré éponge* est une pièce de tissu éponge de 40 centimètres au carré.

A ces dimensions classiques on substitue le plus souvent le rectangle de 12 cm. × 30, qui tient moins de place et joue le même rôle.

On en fait en général deux douzaines.

Quelles sont les pièces spéciales au maillot français ?

Ce sont les langes et le fichu.

On désigne sous le nom de langes les vastes pièces d'étoffe servant à empaqueter le tronc et les jambes de l'enfant.

Les langes doivent être carrés ; leur dimension moyenne oscille entre 70 et 90 centimètres.

Le lange type est le *lange de laine*, qui se fait en chaud molleton ; certaines maisons spécialisées tissent le lange aux dimensions voulues ; il se trouve donc entouré de quatre lisières. Si le lange est coupé à la pièce, il doit être bordé. On en achète d'ordinaire quatre.

Le *lange de coton*, en molleton ou en tissu éponge, a les mêmes dimensions que le lange de laine. Par les grands froids, on peut superposer les deux tissus, le lange de laine étant à l'extérieur. Par contre, en été, on peut n'employer que le lange de coton seul pour tenir l'enfant moins chaud.

On fait aussi des langes de piqué, mais c'est uniquement pour la sortie.

Le *fichu*, de batiste ou de nansouk, affecte des formes diverses. Protégeant le cou et immobilisant la tête, il embrasse la nuque et les épaules, puis ses pointes, après s'être croisées sur la poitrine, vont se fixer au lange dans le dos à l'aide d'une épingle de nourrice.

Quelles sont les pièces spéciales à la layette anglaise ?

Ce sont : la bande anglaise, la culotte, les bas et les chaussons.

La bande anglaise (voir fig. 3o) se trouve toute faite au rayon de layette de tous les magasins. Elle

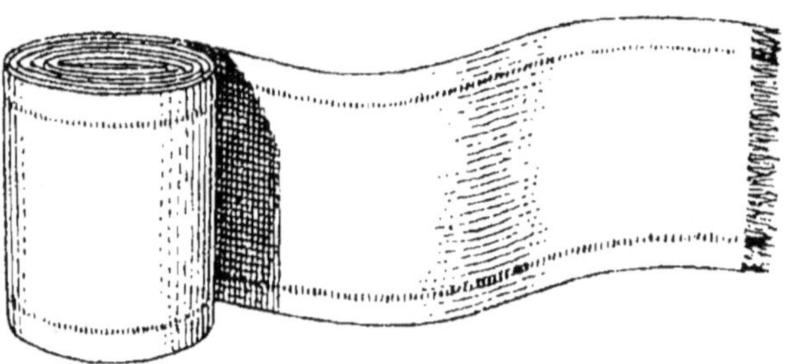

Fig. 3o. — Bande anglaise.

a 1 m. 5o de long sur 11 centimètres de large. Elle est en tissu croisé de fil très fort, aussi a-t-elle une grande rigidité qui lui permet de donner au buste le soutien recherché sans comprimer le thorax par une constriction exagérée.

La *culotte*, ou couche-culotte, se fait en flanelle, en piqué, ou en tricot de laine. La flanelle est le tissu le plus généralement employé ; le piqué ne lui est substitué que dans les grandes chaleurs de l'été, le tricot que par les grands froids.

Pour la coupe, il existe divers patrons. Le plus simple est en forme de bonnet d'évêque ; la base, qui répond à la ceinture, a o,6o centimètres ; la plus grande largeur est de o, 65, elle se trouve à 15 centimètres au-dessus de la ceinture. De là, la couche est taillée régulièrement en pointe ; la hauteur totale est de 5o centimètres.

Il faut une douzaine de ces culottes.

Suivant la saison, on remplacera quelques unités par des culottes de piqué ou de tricot. Ces dernières auront naturellement été faites en forme.

Certaines personnes ajoutent par-dessus la culotte de laine une culotte imperméable. Cet usage est absolument à rejeter.

Les bas et les chaussons sont en laine, les premiers tricotés à l'aiguille, les seconds faits à l'aiguille ou au crochet.

Il faut au moins 10 paires de bas.

Six paires de chaussons du premier âge suffisent.

A quel type de layette vous rallierez-vous ?

Toutes mes préférences vont à la layette anglaise. Néanmoins je vous conseillerai un type mixte qui consiste à habiller l'enfant à l'anglaise, quitte à l'envelopper lâchement dans un lange de laine s'il naît en hiver. Au bout de quelques jours, même dans la mauvaise saison, vous ne mettrez plus le lange que la nuit. Dans ces conditions, deux langes de laine suffisent.

Chemise et brassières.

Comment habillez-vous l'enfant ?

Vous préparez à l'avance la chemise et les deux brassières ; vous les placez l'une dans l'autre pour pouvoir enfiler chaque bras d'un seul coup dans la manche des trois vêtements. Après avoir bien fermé sur le dos chemise et brassières, vous relevez légèrement la chemise pour enrouler autour de l'abdomen la bande de flanelle. Le pansement ombilical a été au préalable renouvelé s'il y a lieu.

Bande de flanelle.

Lorsque la bande de flanelle est complètement enroulée, les rubans de fil que vous y avez cousus se trouvent libérés. Rabattez l'un à droite, l'autre à gauche et nouez-les, sans trop serrer, à l'opposé de leur point d'attache.

Bande anglaise.

Enroulez alors la *bande anglaise* par dessus les deux brassières, en veillant à ce que celles-ci ne fassent pas de plis dans le dos. Ne serrez ni trop ni trop peu. Remontez bien sous les bras, descendez bien sur les hanches, et l'enfant sera soutenu comme il faut.

Couche.

Pliez ensuite une *couche* en triangle. Couchez l'enfant dessus, sa taille au niveau de la base du triangle. Relevez, en la tirant fortement, la pointe inférieure entre les cuisses, rabattez sur le ventre et faites se croiser dans le dos de part et d'autre les deux pointes latérales que vous fixez par une épingle de nourrice.

Carré éponge.

Un rectangle éponge, placé sous les fesses de l'enfant, vient se rabattre en avant sur son ventre, et double les capacités d'absorption de sa couche.

Culotte.

Reste à mettre la culotte.

La culotte de tricot s'enfile comme toute culotte

tandis que la couche-culotte s'applique de la manière suivante :

Boutonnez d'abord la ceinture, puis la boutonnière qui se trouve à hauteur du nombril. A ce même bouton vous fixerez la pointe que vous aurez ramenée entre les jambes. Vous n'aurez plus alors qu'à fermer de chaque côté les boutonnières qui se trouvent sur les cuisses.

Des bas et des chaussons il n'y a rien de particulier à dire, sauf qu'il est plus aisé de les mettre avant de fermer couches et culottes.

Bas et chaussons

C'est alors le moment de mettre le lange, si la température ou les circonstances l'exigent.

Pour ce faire, placez le lange sur un lit ; couchez-y l'enfant en sorte que le bord supérieur du molleton soit au ras des aisselles ; rabattez le côté droit du lange vers le côté gauche de l'enfant, faites-en de même pour le côté gauche du lange qui vient s'appliquer sur le côté droit de l'enfant; fixez-l'y par trois épingles anglaises, l'une sous l'aisselle, la seconde au niveau de la hanche, la troisième à hauteur des pieds. Dépliez ensuite toute la partie du lange qui déborde au-dessous de cette troisième épingle, puis rabattez-la sur le corps de l'enfant en lui donnant aussi régulièrement que possible la forme d'un triangle ou plutôt d'un trapèze dont la petite base répond aux pieds de l'enfant.

Lange.

Les deux pointes opposées viendront se rejoindre dans le dos de l'enfant, un peu au-dessous de la taille où vous les fixerez par une quatrième épingle double.

Ces vêtements suffisent-ils pour sortir l'enfant ?

Non, il lui faut en outre un jeu de robes, un manteau, un bonnet et un voile.

*Les **robes** sont-elles les mêmes dans les deux types de layette ?*

La robe de dessus est dans l'une et l'autre layette une robe longue de lingerie.

Mais dans la layette française on double cette robe d'un *cache-maillot* assez incommode et en général léger, tandis que l'habillement anglais comporte sous la robe une longue tunique de flanelle dite jackson beaucoup plus pratique. C'est ce modèle que vous adopterez.

Que dire du bonnet et du voile ?

En hiver le bonnet peut être chaud : il sera de tricot de laine doublé de soie ; mais en été il faut le faire très léger, pour éviter la transpiration de la tête. Il sera donc de lingerie fine.

Quant au voile, il n'aura d'utilité que pour les premières sorties sur les bras.

V. — HYGIÈNE ALIMENTAIRE DU NOUVEAU-NE

Quel est l'aliment exclusif du nouveau-né ?

Une seule substance fournit au bébé les éléments nutritifs indispensables sous une forme qu'il puisse facilement ingérer d'abord, digérer ensuite, assimiler enfin : c'est le lait.

Quelle quantité de lait convient-il de donner journellement au nouveau-né ?

La ration quotidienne de l'enfant n'est pas immuable. Pour commencer, elle doit être progressive, proportionnée d'une part aux besoins de l'enfant, d'autre part à ses facultés d'assimilation.

Elle varie aussi d'un enfant à l'autre. Cependant, pendant les huit premiers jours, la ration quotidienne est à peu près la même pour tous les nouveau-nés.

Les chiffres du tableau ci-dessous diffèrent assez de ceux de nombre d'auteurs. Ils sont ceux que nous avons adoptés dans notre pratique personnelle et qui nous donnent satisfaction :

Ration quotidienne du nouveau-né.

Le premier jour.	o gr.
Le deuxième —	80 »
Le troisième —	180 »
Le quatrième —	240 »
Le cinquième —	280 »
Le sixième —	320 »
Le septième —	350 »
Le huitième —	420 »

A partir du troisième jour l'augmentation quotidienne est, on le voit, d'environ 30 à 40 grammes par jour.

L'augmentation continue-t-elle aussi rapidement par la suite ?

Non ; après le huitième jour l'accroissement des doses est beaucoup moins rapide.

Peut-on donner quelque règle fixe à cet égard ?

Non ; tous les barèmes que l'on a imaginés

donnent de graves mécomptes, si on veut les appliquer systématiquement.

Quels facteurs interviennent dans la détermination de la ration quotidienne de lait ?

Le premier est la valeur alimentaire du lait, valeur qu'on peut déterminer exactement quand il s'agit de lait de vache et assez approximativement quand il s'agit de lait de femme.

Vient ensuite le coefficient d'assimilation du lait ingéré ; cette assimilation dépend à la fois de la digestibilité du lait et du fonctionnement du tube digestif de l'enfant.

Or la digestibilité du lait n'est pas liée seulement à sa teneur en substances alibiles * ; la présence ou l'absence de ferments solubles qui échappent à l'analyse y jouent sous doute un rôle considérable.

Quant à la capacité digestive du nouveau-né, nous n'avons aucun moyen d'investigation nous permettant d'en préjuger. Si l'on peut à l'avance, et jusqu'à un certain point, déterminer la valeur alimentaire théorique d'un échantillon de lait, on ne peut à aucun degré prévoir comment l'utilisera l'enfant à qui il est destiné.

Sommes-nous donc contraints à procéder par tâtonnements ?

N'hésitons pas à l'avouer ; c'est le seul moyen d'élever un enfant sans à-coups.

Comment procédera-t-on donc à partir du huitième jour ?

On augmentera progressivement la ration quotidienne ; chaque augmentation sera de 3o à 5o grammes par jour. On y recourra chaque fois que la quantité administrée paraîtra insuffisante ; on évitera, par contre, de dépasser la mesure et de donner au nourrisson plus de lait qu'il n'en peut assimiler.

Nous verrons très prochainement de quels éléments nous disposons pour trancher ces différentes questions.

En combien de repas l'enfant doit-il prendre sa ration quotidienne ?

Chez le nouveau-né à terme et bien portant il importe de réduire le plus possible le nombre des repas ; l'estomac a ainsi le temps de se vider complètement entre chaque prise d'aliments, et même, la nuit, il peut prendre un repos de plusieurs heures.

Quel est le nombre minimum des tétées ?

Il est de six par vingt-quatre heures. Cela correspond à une tétée (ou un biberon) toutes les trois heures le jour, avec repos alimentaire complet pendant la nuit.

Faut-il adopter ce système chez tous les enfants ?

Les enfants vigoureux peuvent seuls s'en accommoder ; on l'écartera donc d'emblée pour les prématurés et les débiles ; chez les beaux enfants on peut être obligé d'y renoncer, secondairement au moins, en ce qui concerne le jeûne nocturne. Tous ne s'y plient point et les enfants ne sont pas rares à qui l'on est obligé de donner un repas la nuit.

Cela fait sept tétées par vingt-quatre heures, si dans la journée l'intervalle du repas reste de trois heures.

Quand doit-on rapprocher les repas ?
Lorsque la capacité stomacale est inférieure au sixième de la ration quotidienne. On doit la présumer telle chez les prématurés et les débiles.

On peut poser en principe que l'enfant ne pesant que 2 kilos 5oo à 3 kilos doit téter toutes les deux heures et demie. Chez les enfants plus petits, et notamment chez ceux dont le poids est inférieur à 2 kilos, il est indispensable de faire une tétée toutes les deux heures, le jour, et deux pendant la nuit.

Lorsqu'on s'écarte de ces principes ou que, même en s'y conformant, on rencontre un enfant de capacité stomacale réduite, bien que de poids moyen, le nourrisson pâtit. Il refuse, en effet, le sein ou le biberon dès qu'il a ingéré son maximum ; on n'arrive plus à lui faire prendre dans ses vingt-quatre heures la quantité de lait qui lui est nécessaire. Il faut donc chez lui multiplier les repas, puisqu'on n'en peut augmenter le taux.

Quel peut être, en résumé, le nombre de repas quotidiens d'un nouveau-né ?

1 repas toutes les	3 heures,	o la nuit :		6 par 24 h.
1 — —	3 —	1 —		7 »
1 — —	2 h. 1/2	1 —		8 »
1 — —	2 —	2 —		10 »

Quelle doit être la quantité de lait ingérée à chaque repas ?
Elle est naturellement fonction de la ration quo-

tidienne et du nombre des repas. Une opération rapide permet de la calculer. Prenons, par exemple, un enfant de huit jours, auquel nous donnons 420 grammes de lait : s'il fait six tétées, chacune doit être de 70 grammes ; s'il en fait sept, elles seront de 60 grammes, etc.

Plus tard les augmentations successives de la ration se feront par bond de 5 ou de 10 grammes par tétée, ce qui correspondra à un supplément quotidien de 30 à 70 grammes, suivant le nombre des repas.

Quels moyens avons-nous pour nous rendre compte que la ration est proportionnée aux besoins du nouveau-né ?

Nous avons des procédés de deux ordres : les uns consistent dans la surveillance du tube digestif, les autres dans l'enregistrement et le contrôle du développement général de l'enfant.

Sur quoi porte la surveillance du tube digestif ?

Elle porte sur les digestions proprement dites et sur les selles.

Quels troubles observe-t-on communément dans la digestion du nouveau-né ?

On observe très fréquemment le hoquet et les régurgitations, plus rarement les vomissements.

Quelle est la signification du hoquet ?

Le hoquet est un phénomène banal. Sa cause la plus habituelle est la distension trop rapide de l'œsophage et de l'estomac. Il est donc dû soit à l'aérophagie, soit à l'ingestion d'une quantité de lait trop grande, non pas d'une façon absolue, mais eu égard au temps dans lequel elle est déglutie.

Un enfant qui a fréquemment le hoquet n'est point forcément un enfant surnourri. C'est plutôt un enfant glouton qui tète avec voracité.

Néanmoins, le hoquet doit attirer l'attention et déterminer une recherche plus minutieuse des autres symptômes.

Qu'est-ce qu'une régurgitation ?

C'est le rejet d'une plus ou moins grande quantité de lait qui n'a pas encore pénétré dans l'estomac et qui, de ce fait, n'est pas encore caillé ; la régurgitation se produit au cours de la tétée ou peu après qu'elle a pris fin.

Quelle est la cause des régurgitations ?

Ce n'est pas, comme on le croit en général, l'absorption d'une quantité exagérée de lait. Presque toujours, la régurgitation est déterminée par une éructation * ; l'air qui a pénétré dans l'estomac pendant la tétée en est expulsé violemment et entraîne avec lui le lait encore contenu dans l'œsophage.

Ce phénomène est-il fréquent ?

À titre passager, on le constate chez presque tous les enfants. Chez certains d'entre eux, il prend une intensité et une fréquence déplorables ; ce sont des enfants qui, par une succion défectueuse, avalent des quantités d'air considérables. Cette *aérophagie* *, qui rend leur digestion très pénible et cause même parfois des vomissements vrais, est un trouble assez sérieux et contre lequel on est plutôt désarmé. Si l'éructation tarde à se faire, coucher l'enfant à plat ventre : cette position qui ne présente aucun inconvénient est très favorable à l'expulsion des gaz.

Comment combattre les régurgitations ?

En veillant à ce que l'enfant saisisse bien dans sa bouche le mamelon ou la tétine du biberon pour éviter, si possible, qu'il déglutisse de l'air, puis en ne le recouchant, après la tétée, qu'après l'avoir promené quelques instants dans la position verticale ; de légers tapotements sur le creux de l'estomac facilitent aussi l'expulsion des gaz. Après cette éructation on peut recoucher l'enfant, il ne rejettera plus.

Quelle signification faut-il donner aux vomissements ?

Les vomissements vrais, reconnaissables à ce qu'ils sont tardifs et composés de lait caillé, n'ont pas tous la même signification.

Quelques-uns procèdent de l'aérophagie, comme la simple régurgitation. La plupart sont dus à l'ingestion d'un lait de mauvaise qualité.

Si le vomissement est unique et ne s'accompagne d'aucun autre symptôme, il n'y a pas lieu de s'en alarmer. Mais des vomissements réitérés, avec altération des traits et diarrhée, réclament un examen médical *immédiat*.

Le médecin déterminera si ces vomissements tiennent à un début d'intoxication, à une lésion du tube digestif ou à une maladie intercurrente.

Les vomissements peuvent-ils être dus à une erreur dans la ration de l'enfant ?

Les vomissements ne sont pas rares chez les enfants suralimentés ; Variot a montré qu'ils surviennent aussi chez des nourrissons faméliques. Mais dans l'un et l'autre cas, les vomissements sont un symptôme tardif survenant après bien d'autres signes qui ont attiré l'attention de la maman et du médecin. Il ne faut pas, en pareil cas, attendre que l'enfant vomisse pour remanier son régime.

Sur quels éléments porte la surveillance des selles ?

Il faut en surveiller le nombre, la consistance, la couleur, l'homogénéité et l'odeur.

Cette surveillance donne-t-elle des renseignements dès les premiers jours ?

Les matières évacuées pendant les trois premiers jours de la vie ne fournissent aucun élément d'appréciation sur les fonctions digestives.

Elles sont, en effet, préexistantes à la naissance et à tout début d'alimentation.

Mœconium. On les connaît sous le nom de *mœconium.*

Le mœconium présente l'aspect d'une substance fluide et visqueuse de couleur vert bronze très foncé, ressemblant assez à l'huile lourde de pétrole. L'évacuation du mœconium commence parfois dès avant la naissance (voy. p. 119). Elle est en général abondante dans les premières vingt-quatre heures, et moindre pendant les deux jours suivants.

Chez certains enfants il y a un notable retard et toute une journée se passe sans qu'il y ait aucune évacuation.

Il ne faut pas s'en alarmer, à condition toutefois qu'on ait vérifié la perméabilité de l'anus.

Y a-t-il donc des enfants dont l'anus n'est pas perméable ?

C'est une malformation encore assez fréquente que l'imperforation de l'anus. Il faut la reconnaître tout de suite parce que le traitement opératoire a d'autant plus de chances de réussir qu'il est plus précoce.

Quand les selles prennent-elles leur aspect définitif ?

Dans le cours du quatrième jour, le mœconium commence à se teinter de jaune ou plus exatement se mélange de matières colorées en jaune. Ces selles *panachées* sont remplacées en un ou deux jours par les selles normales.

Quel doit être le nombre quotidien des selles du nouveau-né ?

Du quatrième au huitième jour, l'enfant se salit quatre ou cinq fois par jour ; puis il ne se salit plus que trois ou quatre fois. Vers six mois il n'a plus que deux selles et c'est seulement à un an que l'unique garde-robe quotidienne devient la règle comme pour l'adulte.

La constipation est-elle fréquente chez le nourrisson ?

La constipation est extrêmement fréquente si l'on considère comme constipé l'enfant qui n'a pas au moins deux selles par jour.

A quoi tient en général la constipation ?

Elle peut tenir à la qualité ou à la quantité du lait ingéré.

Les laits trop riches en matières grasses (beurre) ou en sucre, surtout en sucre de betterave ou de canne (dans l'allaitement artificiel) entraînent souvent la constipation. L'enfant suralimenté, passe aussi par une phase de constipation qui aboutit trop souvent à une diarrhée intense et parfois très grave. Il faut bien savoir que la constipation peut provenir aussi d'une insuffisance d'alimentation.

Comment distinguer ces deux variétés de constipation ?

Les matières de l'enfant suralimenté sont rares mais copieuses. Elles sont en outre mal digérées et fétides.

Les selles de l'enfant insuffisamment nourri sont à la fois rares et peu abondantes. Elle conservent tous les autres caractères objectifs des selles normales, sauf que leur consistance est un peu augmentée.

Quelle est la consistance normale des matières fécales du nouveau-né ?

Les matières du nouveau-né doivent rester molles ; elles ne doivent pas être moulées, mais s'étaler sur la couche en masse pâteuse et informe. Elles ne doivent pas non plus être trop liquides, ni contenir à la fois des matières pâteuses et du liquide. On constate *de visu* ce dernier état quand l'enfant défèque pendant sa toilette. On peut aussi, pour une selle plus ancienne, en reconstituer la preuve par l'examen de la couche qui est alors profondément et très largement colorée bien au delà du pâté de matières fécales.

Quelle est la signification des matières trop consistantes ?

Les matières du nouveau-né comme celles de l'adulte s'épaississent pendant la traversée du gros intestin, spécialement dans sa deuxième moitié (côlon descendant et pelvien, rectum).

L'épaississement des matières est donc dû à la prolongation de leur séjour dans le gros intestin ; la paresse de cet organe, consécutive le plus souvent à sa distension par la surcharge alimentaire, en est la cause.

Sous quelle influence *les selles deviennent-elles liquides ?*

Parfois c'est à la suite d'une hypersécrétion des glandes et de l'intestin grêle : c'est ce qui arrive après les purgations salines ou dans les crises de diarrhée aiguë consécutives à l'absorption de lait altéré. Le plus souvent il s'agit du phénomène inverse de celui que nous invoquions à l'instant : les matières fécales séjournent trop peu de temps dans le côlon pour que celui-ci résorbe leur partie liquide. Cela traduit une excitation, une irritation particulière du gros intestin, entretenue par l'hyperacidité des selles, due elle-même à une digestion imparfaite.

Or si cette digestion imparfaite existe parfois chez des enfants dont l'hygiène alimentaire est bonne, elle est infiniment plus fréquente chez les nouveau-nés surnourris. Cette semi-diarrhée doit donc presque toujours évoquer l'idée de suralimentation.

Quelle est la **couleur** *des selles normales ?*

C'est la couleur jaune *bouton d'or*.

Elle n'apparaît que le 5ᵉ ou le 6ᵉ jour quand toute trace de mœconium a disparu des selles.

Faut-il s'inquiéter de la **couleur verte** *des selles ?*

La terreur salutaire qu'inspire la *diarrhée verte des nourrissons* a fortement enraciné un sérieux préjugé contre la moindre trace verte teintant ou panachant les selles des enfants. Beaucoup de jeunes mamans — et surtout de grand'mères — sont affolées par ce symptôme. Rien n'est pourtant plus banal.

Quand les selles vertes sont-elles vraiment **dangereuses ?**

Les selles vertes ne sont dangereuses qu'autant qu'elles réunissent les caractères suivants :

Être liquides, être fréquentes, être vertes *dès leur sortie de l'anus.*

Si les deux premiers caractères manquent, il peut s'agir de selles mal digérées, mais non pas de diarrhée. Quant au troisième, il manque fréquemment, car il n'est pas rare que les matières mettent plusieurs heures à s'oxyder et à verdir, au contact de l'air, dans la couche.

Que signifie alors la couleur verte des selles ?

Elle indique un léger degré d'infection intestinale, ou une digestion imparfaite du lait. Presque toujours il y a eu surmenage de l'estomac par des tétées trop fortes. Une légère purgation fait tout rentrer dans l'ordre.

Certains **médicaments** *ne verdissent-ils pas les selles ?*

Le calomel, souvent administré comme purgatif doux, provoque des selles couleur vert-de-gris.

L'eau oxygénée, le perborate de soude et surtout l'ektogan (peroxyde de zinc), fréquemment employé pour le pansement du cordon, verdissent énergiquement les matières fécales quand ils leur sont mélangés.

Les matières ne peuvent-elles pas aussi être décolorées ?

Les matières prennent parfois un ton jaune pâle, paille, ou même mastic. Il s'agit presque toujours de selles volumineuses, trop consistantes et fétides.

Les mamans s'en préoccupent beaucoup moins en général que de la coloration verte, et c'est un tort, car cela traduit un trouble sérieux et durable des fonctions digestives. Le foie fonctionne insuffisamment, ce qui explique d'une part la décoloration (rareté des pigments biliaires) et d'autre part l'abondance des matières, où l'on retrouve non digérées les subtances grasses du lait.

Ce trouble est lié presque toujours à une alimentation trop abondante ou trop riche en beurre (lait de femme trop riche, lait de vache insuffisamment coupé, etc.).

Quel aspect d'ensemble doivent présenter les selles ?

Elles doivent être homogènes et, comme on dit, bien liées.

Quand, à cet aspect, elles joignent la belle couleur dont nous avons parlé, elles justifient entièrement la comparaison classique qu'on en fait aux *œufs brouillés.*

Quel **défaut d'homogénéité** *constate-t-on le plus fréquemment ?*

Souvent les selles sont parsemées de glaires ou mélangées de grumeaux.

Les premières sont composées de mucus et traduisent un processus irritatif de la muqueuse intestinale. Quant aux grumeaux ce sont des conglomérats de substances plus consistantes que le reste des fèces et tranchant par leur couleur pâle sur le jaune ambiant; des matières grasses mal digérées en forment la plus grande partie.

Ne peut-on pas croire à tort à l'existence de **grumeaux** *dans les selles ?*

Assez souvent de prétendus grumeaux sont simplement formés du talc dont les fesses sont abondamment poudrées.

*L'***odeur** *des selles est-elle caractéristique ?*

Les selles normales ont une odeur franchement neutre chez le nouveau-né : elles deviennent rarement fétides pendant les premières semaines ; il faut pour cela qu'elles aient été l'objet de fermentations très anormales. Par contre, elles prennent fréquemment une odeur aigrelette plus ou moins pénétrante qui est en rapport avec leur acidité. Dès qu'on perçoit cette odeur, on doit incriminer les digestions et soupçonner la suralimentation.

N'est-il pas un **symptôme** *qui permet de vérifier la valeur de toutes les observations précédentes ?*

Si, c'est l'érythème fessier, autrement dit la rougeur des fesses.

Le nouveau-né bien portant n'a pas les fesses rouges. L'érythème apparaît lorsque les selles deviennent acides. Il disparaît sans autre traitement dès que la digestion s'améliore. C'est le véritable baromètre des fonctions digestives.

Cet érythème débute soit autour même de l'anus, soit sur la partie la plus saillante des fesses. De là il ne tarde pas à s'étendre à la face postéro-interne des cuisses, des jambes et même jusqu'aux pieds.

Dans les formes anciennes, observées surtout chez les enfants mal tenus ou atteints de muguet, peau n'est pas seulement rouge, elle est tuméfiée et les régions malades font une saillie plus ou moins manifeste au milieu de la peau saine.

D'autre part, il n'est pas rare de voir même très rapidement des excoriations se produire sur les zones les plus irritées, ou le plus exposées au frottement. Ces érosions sont fort douloureuses.

Quelle est la **signification** *de l'érythème fessier ?*

L'examen des fesses a une importance capitale : on ne saurait trop insister sur ce point. L'enfant, qui dort bien, ne vomit pas, et n'a pas les fesses rouges, n'est pas un enfant malade, eût-il des selles imparfaites en consistance, odeur ou couleur.

Comment pouvons-nous **contrôler** *le développement général de l'enfant ?*

Par l'enregistrement des données numériques constatant son accroissement.

Nous devons donc inscrire à intervalles fixes les nombres exprimant la taille et le poids de l'enfant.

Comment mesure t-on le jeune enfant ?
Il existe de véritables toises horizontales, qui ne sont de mise que dans les hôpitaux ou dispensaires.

A domicile, on improvise une toise horizontale à l'aide d'une table et de gros livres.

L'enfant étant couché sur la table, bien à plat sur le dos, on lui fixe la tête dans l'attitude intermédiaire à la flexion et à l'extension, le grand axe antéro-postérieur du crâne bien perpendiculaire au plan de la table.

Un des *in-quarto* est alors placé debout sur la table, tangentiellement à la voûte du crâne. Puis, les genoux du bébé étant complètement étendus, ses pieds sont placés perpendiculairement à la table, et le second livre est placé à leur contact.

Pendant que la maman ou une aide emporte l'enfant, vous faites maintenir les deux gros livres en place, tandis que vous mesurez la distance qui les sépare.

Ayez le soin de faire cette mensuration avec un mètre en bois, ou en métal ; proscrivez comme trop inexact le ruban métrique, le « centimètre » des ménagères.

Quelle est la taille moyenne du nouveau-né ?
L'enfant normal né à terme mesure environ 5o centimètres. Au-dessous de 45 centimètres, au-dessus de 55 on doit le considérer comme anormal.

Comment se fait l'accroissement normal de l'enfant en longueur ?

En moyenne il se fait conformément au tableau ci-dessous :

4 centimètres pendant le 1er mois
3 — — 2e —
3 — — 3e —
2 — — 4e —
1 — — chacun des huit derniers mois
de la 1re année.

L'enfant d'un an mesure donc environ 70 centimètres.

La **mensuration régulière** *des nourrissons est-elle entrée dans les mœurs ?*

Cette pratique est aussi peu habituelle que la pesée méthodique est devenue banale.

Les renseignements fournis par l'accroissement de la taille sont-ils donc sans valeur ?

Les écarts alimentaires en trop ou en trop peu sont facilement mis en évidence par la disproportion entre la taille et le poids. Cela seul suffit à justifier la pratique des mensurations mensuelles.

D'autre part, Variot a démontré que la taille était, après le premier mois, un critère très supérieur au poids pour le calcul du taux de la ration quotidienne.

Avec quoi *pèse-t-on le nouveau-né ?*

Il faut rejeter absolument tous les instruments à ressort (peson) ou à levier simple (romaine). L'instrument idéal est la bascule d'appartement, mais le plus répandu est le pèse-bébé (voy. fig. 31) [1].

Un pèse-bébé n'est d'ailleurs pas nécessairement un instrument spécial.

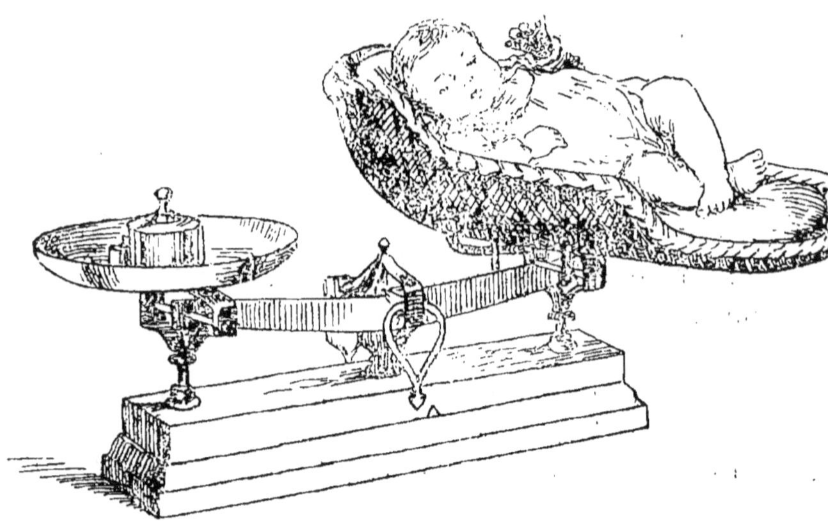

Fig. 31. — Pèse-bébé.

Ce peut être une simple balance Roberval (balance de cuisine), à laquelle on ne demandera que deux qualités :

1° D'être très sensible jusqu'à dix kilos au moins ;

2° De se prêter à l'adaptation facile d'une corbeille de vannerie ; la corbeille une fois adaptée doit faire corps avec le croisillon de fer qui la supporte, elle ne doit accrocher aucune partie de la balance, ni les objets voisins.

1. Dans la plupart des grandes villes, on trouve dans les pharmacies ou dans des magasins spéciaux des pèse-bébés en location.

Que faut-il préparer en outre ?

Tare.

Il faut une tare et des poids pratiques. Pour éviter les erreurs, la tare ne doit jamais être faite avec des poids.

Le mieux est de la faire avec une coupe ou un couvercle de boîte où l'on verse de menus objets pesants dont le type est la grenaille de fer ou le plomb de chasse : on peut aussi employer un vase à large goulot où l'on verse de l'eau en quantité juste suffisante.

Ainsi faite la tare peut-être rapide et exacte.

Les poids comportent obligatoirement une série de poids de fonte de :

Poids.

2 kilogr.	. . . .	1
1 kilogr.	. . . . . . :	2
500 gr.	. . . .	2
200 gr.	. . . .	1
100 gr.	. . . .	2
50 gr.	. . . .	1

La série de poids de cuivre, qui se vend logée en bois, n'est pas indispensable. Si on la possède, on peut se dispenser de ceux des poids de fonte dont elle comporte les doubles. Elle est surtout utile pour faire l'appoint grâce à ses poids de 20, 10 et 5 grammes.

Ceux-ci sont remplacés avec une approximation suffisante par des sous de bronze, qui pèsent 5 et 10 grammes.

L'enfant doit-il être pesé nu ?

Les erreurs sont inévitables si l'on pèse l'enfant vêtu avec l'idée de déduire ultérieurement le poids des vêtements qu'il porte. Cette soustraction ne sera presque jamais exacte, eût-on taré réellement les pièces mêmes de layette dont l'enfant était revêtu, et non d'autres vêtements supposés identiques.

N'y a-t-il pas d'autres causes d'erreur ?

Si, elles tiennent presque toujours à un défaut d'équilibre du panier ; en y posant l'enfant, il faut veiller à ce qu'il y soit bien d'aplomb, faute de quoi la corbeille trop lourde, soit vers la tête, soit vers les pieds, détruit l'équilibre du fléau de la balance ; en outre les supports verticaux du croisillon, au lieu de jouer librement dans l'orifice percé à leur intention dans le socle de la balance, appuient à frottement dur contre l'un des bords de cet orifice, ce qui ôte toute sensibilité à l'appareil.

Comment et quand peser bébé pour éviter qu'il se refroidisse ?

La balance est préparée près d'un radiateur ou du feu en hiver, près de la baignoire en toute saison.

La tare en est faite avec une serviette-éponge ou tout autre capitonnage dans la corbeille.

Après vérification de la tare, on charge le plateau du poids présumé de l'enfant ; les petits poids de cuivre ou les sous sont là, tout près, pour rectifier l'erreur commise.

La pesée est donc quasi-instantanée ; plongé tout de suite après dans son bain, l'enfant se réchauffe immédiatement.

A quelle heure doit-on peser l'enfant ?

Peu importe l'heure, pourvu qu'elle soit toujours la même. Cela évite, dans la mesure du possible, les variations contingentes du poids, sous l'influence des selles, de la miction, de l'ingestion des aliments, etc.

Quelle doit être la fréquence des pesées ?

Pesé dès sa naissance, puis le matin du troisième jour, l'enfant est repesé ensuite tous les deux jours, au moins pendant les dix premiers jours ; on ne le pèse que deux fois par semaine jusqu'à la fin du premier mois, après quoi la pesée hebdomadaire est suffisante. Ce n'est là qu'une règle générale ; chez les enfants dont les digestions sont mauvaises ou qui paraissent chétifs, il y a intérêt à multiplier les pesées.

Comme en outre on est souvent obligé de peser les tétées (voir p. 266) pour contrôler la ration du nourrisson, on voit à quel point le pèse-bébé est indispensable pendant les premières semaines.

Quel est le **poids** **moyen** *de l'enfant à sa naissance ?*

L'enfant né au terme d'une grossesse normale ne pèse jamais moins de 3 kilos.

Ce poids est faible et le plus souvent l'enfant sain atteint 3 kgr. 200 gr, 3 kgr. 300.

Voit-on souvent des **poids plus élevés ?**

Les enfants des multipares atteignent souvent des poids plus élevés. Jusqu'à 4 kilos on reste dans une limite très communément observée. Les enfants pesant plus de 4 kgr. 500 sont rares, et à moins d'avoir contrôlé la pesée, il faut n'accueillir que sous d'expresses réserve les histoires de commères vous parlant d'enfants de 11 livres, 12 livres, et même d'avantage. Ce sont là en effet des chiffres d'une *extrême rareté*.

Peut-on fixer une **limite inférieure** *de poids aux fœtus viables ?*

C'est très difficile, car la viabilité de l'enfant prématuré n'est pas seulement fonction de son poids mais aussi de facteurs multiples, intrinsèques (cause de l'accouchement prématuré, développement du tube digestif, etc), ou extrinsèques (saison, température, etc.).

On peut simplement poser les principes suivants :

L'enfant de 2. 500 gr. à 3. 000 gr. s'élève très facilement.
Celui de 2.000 à 2. 5000 gr. *doit* s'élever.
Celui de 1. 800 à 2. 000 gr. *peut* s'élever.
De 1. 500 à 1. 800 gr. les chances à courir sont minimes.
Enfin on compte les enfants de moins de 1. 500 gr. qu'on a pu élever.
Le préjugé d'après lequel le prématuré de 7 mois s'élèverait plus facilement que celui de 8 est absurde.

L'accroissement pondéral commence-t-il dès la naissance ?

Pendant les premiers jours l'enfant perd du poids ; cette perte correspond à l'évacuation du mœconium et à la transpiration que ne compense pas une alimentation insuffisante.

La perte totale du poids varie beaoucoup d'un

enfant à l'autre. Dans l'ensemble elle est proportionnelle au poids initial et oscille de 200 grammes chez les petits enfants à 500 grammes chez les gros.

Elle se répartit d'ordinaire sur les 3 ou 4 premiers jours. Le jour suivant, le poids reste stationnaire, pour commencer le lendemain son mouvement ascensionnel.

Quelle est la moyenne de l'accroissement pondéral quotidien ?

La moyenne est de 25 à 30 grammes pour le 1er mois, 25 pour le second et le troisième, 20 à 25 pour le quatrième, 20 pour le cinquième et le sixième. Les trois mois du troisième trimestre l'augmentation est d'environ 15 à 20 grammes par jour, pour tomber à 15 grammes pendant le quatrième trimestre.

Quels **repères généraux** *possède-t-on pendant la* 1re *année ?*

L'enfant qui pousse bien, double son poids de naissance à la fin du cinquième mois ; il le triple à la fin de la première année.

L'augmentation de poids est-elle **régulière ?**

Elle ne peut pas l'être, et c'est pour cela que nous donnons des *moyennes* et non des chiffres absolus.

Certaines mamans n'accordent-elles pas une importance exagérée aux pesées ?

Certaines mères à tempérament inquiet semblent s'hypnotiser sur la balance. Il en résulte un état d'esprit très fâcheux qui les fait s'alarmer au moindre écart de la courbe en trop et surtout en trop peu. Elles sont alors tentées de modifier le régime du bébé à son grand dam.

Que faut-il faire alors ?
Le médecin, qui pourtant conseille les pesées régulières, est parfois obligé de les interdire. Tout au moins, il les réglemente et veille à ce qu'on ne pèse l'enfant qu'aux intervalles relativement éloignés qu'il a prescrits.

Les variations d'ensemble sont ainsi seules notées, à l'exclusion des modifications quotidiennes parfois déconcertantes.

Comment note-t-on *le résultat des pesées ?*
On les inscrit sur un graphique où leur ensemble forme la *courbe de poids* de l'enfant.

Il existe des graphiques à pesées quotidiennes pour les premiers jours, et des graphiques à pesées hebdomadaires qui mènent jusqu'au sevrage. Il existe aussi des livrets, tels que le *Carnet de Bébé*, préparés en vue de l'inscription de tous les renseignements intéressant la vie quotidienne du nouveau-né. C'est un recueil de souvenirs précieux pour la mère et de documents intéressants pour le médecin.

Quels renseignements tire-t-on de l'examen des **courbes de poids ?**
On peut en déduire une appréciation raisonnée de la façon dont est réglée l'hygiène alimentaire de l'enfant.

L'enfant bien portant a seul une belle courbe.

VI. — L'ALLAITEMENT AU SEIN MATERNEL.

> La femme n'est qu'à moitié mère
> lorsqu'elle a enfanté.
>
> Marc Aurèle.

De **quel lait** *peut-on alimenter le nouveau-né ?*

On peut le nourrir au sein de sa mère ; et c'est l'allaitement *maternel* ; on peut lui donner le sein d'une nourrice : c'est l'allaitement *mercenaire*.

On peut lui donner le lait d'une femelle domestique : c'est l'allaitement *artificiel* ; enfin on est souvent amené à combiner l'allaitement au sein — maternel ou mercenaire — avec l'allaitement artificiel, réalisant alors ce qu'on appelle l'allaitement *mixte*.

A quel **mode d'allaitement** *doivent aller vos préférences ?*

Le lait de la mère appartient à l'enfant ; cette loi naturelle est imprescriptible. On a peine à concevoir comment certaines générations en ont pu méconnaître le caractère impérieux et la transgresser sans l'ombre d'un motif.

Moralement, l'allaitement maternel est donc le seul qui soit pleinement satisfaisant.

Physiologiquement aussi, le lait maternel est celui qui convient le mieux à l'enfant. Les exceptions à cette règle sont infiniment rares. A tous égards sa supériorité est manifeste : il est à la fois l'aliment le plus sûr dans ses résultats, le plus facile à administrer et le moins onéreux.

Quels **prétextes** *invoque-t-on le plus pour se sous-traire au devoir de l'allaitement ?*

Fréquemment on se retranche derrière une raison de santé ; cet argument peut être de bonne foi ; il appartient au médecin d'en apprécier le bien fondé. Souvent encore on prétend n'avoir pas de lait, ou avoir du lait de qualité insuffisante.

Quel **mobile réel** *se dissimule d'ordinaire derrière ces vains prétextes ?*

La coquetterie fait redouter à certaines jeunes femmes la déformation des seins consécutive à l'allaitement.

D'autres craignent que l'asservissement aux heures des tétées ne les détourne de leurs *obliga-tions* (?) mondaines.

Trop souvent c'est le mari qui a inculqué ces craintes à sa femme.

Enfin quelques mères, ayant lors de couches antérieures subi l'atteinte de crevasses du sein, ont gardé de ces souffrances un si cruel souvenir qu'elles en craignent par-dessus tout le retour.

N'existe-t-il point **d'obstacles réels** *à l'allaite-ment maternel ?*

Il en est de *primitifs* qui débutent avec la nais-sance de l'enfant ou même lui préexistent. Les autres sont *secondaires* et ne se révèlent qu'après un début d'allaitement.

Quels **obstacles primitifs** *sont le fait de l'en-fant ?*

Certains enfants naissent inaptes à la succion,

soient qu'ils aient une forme grave ou compliquée
de bec-de-lièvre, soit que, trop débiles, ils ne puissent faire l'effort de téter.

Comment nourrit-on de tels enfants ?

Il faut, au moins les premiers temps, les gaver
à l'aide d'une sonde de caoutchouc introduite dans
l'estomac. Plus tard on peut nourrir à la cuiller ou
à l'aide de vases appropriés (voy. fig. 40) ceux
dont la malformation buccale reste toujours grave ;
quant aux débiles ils acquièrent vite la force de
téter.

*Peut-on considérer ces enfants comme absolu-
ment impropres à l'allaitement maternel ?*

Non, car le lait qui leur est nécessaire peut parfaitement être extrait artificiellement du sein maternel (voy. p. 269). Cela sera surtout possible chez
les femmes ayant une forte montée de lait et spécialement chez les multipares.

*Quels sont les obstacles primitifs d'origine mater-
nelle ?*   Agalactie.

L'*agalactie*, ou absence de lait, est bien plus
rare qu'on ne le dit ; elle existe cependant. On ne
devra l'admettre chez une femme déterminée
qu'après avoir essayé longuement d'exciter la fonction sécrétoire en mettant régulièrement l'enfant
au sein.

Parfois, au bout de plusieurs semaines, on verra
la quantité de lait augmenter peu à peu, et finir par
satisfaire aux besoins de l'enfant.

Les *malformations du mamelon* sont assez fré-

Ombilication du mamelon.

quentes. Pour bien téter, l'enfant doit pouvoir saisir le mamelon entre ses lèvres et sa langue. S'il n'y peut parvenir, l'allaitement, au moins l'allaitement direct, est impossible. Le mamelon court, que l'on ne peut faire saillir, celui surtout qui est déprimé comme le nombril (*mamelon ombiliqué*) (voy. fig. 32) est impropre à la succion ; parfois des cicatrices d'abcès de l'aréole, ou de crevasses graves, produisent un résultat analogue.

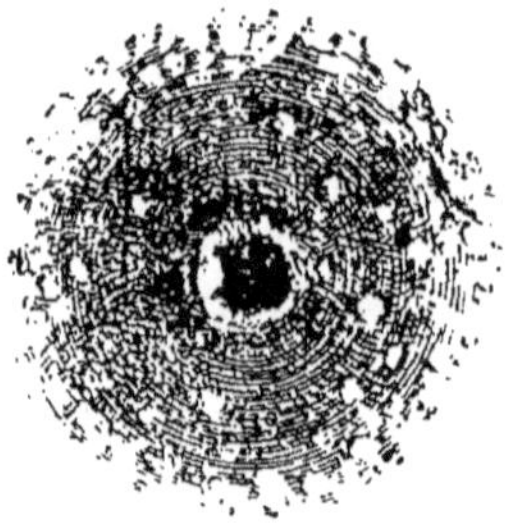

Fig. 32.
Mamelon ombiliqué.

Maladies chroniques.

Certains états pathologiques de la mère sont incompatibles avec l'allaitement qui devient alors une cause de fatigue.

Tuberculose.

Au premier rang il faut placer la tuberculose. Sans parler même des tuberculoses pulmonaires avancées dans lesquelles l'allaitement serait aussi nuisible à l'enfant qu'à la mère, la plupart des tuberculoses externes et ce que l'on nomme les *états prétuberculeux* sont des contre-indications formelles à l'allaitement.

Maladies du cœur.

Pendant longtemps, on en a dit autant des affections cardiaques. On pense aujourd'hui qu'une règle générale ne peut être formulée en ce qui les concerne. Les maladies de cœur bien compensées, avec intégrité de l'état général, ne s'opposent nullement à l'allaitement.

Albuminurie.

Il en est de même des albuminuries. C'est une question de degré et aussi d'évolution. Si l'allaitement paraît entretenir et surtout aggraver l'albuminurie, il y faut renoncer, mais on pourra toujours l'essayer, au moins dans les formes bénignes.

Quels sont, en général, les **obstacles secondaires** *à l'allaitement ?*

Ce sont soit des complications locales, soit des maladies aiguës intercurrentes.

Localement, on a affaire aux crevasses, lymphangites et abcès du sein.

Nous reviendrons ultérieurement sur chacun de ces accidents ; bornons-nous à les étudier dans leur rapport avec la cessation de l'allaitement.

Les crevasses ne doivent jamais être un obstacle à la tétée. Dans les cas graves et chez les femmes nerveuses, la succion directe provoque parfois des douleurs intolérables, mais on peut toujours poursuivre l'allaitement par succion indirecte (voy. page 269.) Crevasses.

Les poussées de lymphangite *superficielle* ne motivent pas l'arrêt de l'allaitement, tandis que celui-ci doit être suspendu plusieurs jours en cas de lymphangite *profonde* ou de galactophorite. Lymphangites.

Les abcès du sein incisés sont parfois compatibles avec l'allaitement. Abcès.

Il faut pour cela qu'ils soient nettement localisés, qu'il n'y ait aucune possibilité de déglutition de pus par l'enfant ; en principe, on doit provisoirement cesser d'allaiter du côté où il y a abcès.

Les principales maladies aiguës contre-indiquent la persistance de l'allaitement. Telles sont : la Maladies aiguës.

fièvre typhoïde, la pneumonie, la pleurésie, les fièvres éruptives graves.

Par contre, on peut et on doit hésiter à cesser de nourrir quand il s'agit d'une maladie même violente, mais qui peut être de courte durée.

On ne cessera de nourrir pour une bronchite que si elle s'aggrave et semble vouloir durer, pour une angine que si elle s'avère diphtérique, pour une grippe que si elle revêt les caractères de la grippe sévère épidémique.

Dans tous les autres cas, on s'efforcera de maintenir la lactation, soit en donnant le sein, soit en tirant mécaniquement le lait selon que le médecin le juge ou non impropre à la consommation.

Glandes mammaires.

Comment sont constitués les **seins ?**

Les seins sont constitués d'une quantité souvent considérable de graisse enveloppant et capitonnant les *glandes mammaires* proprement dites.

Celles-ci seules jouent un rôle dans la lactation ; aussi voit-on souvent des femmes à seins petits mais durs, devenir de bonnes nourrices, tandis que d'autres à poitrines volumineuses mais trop grasses n'ont point de lait.

Conduits galactophores.

Que distingue-t-on dans les **glandes mammaires ?**

Chaque glande mammaire se compose d'une quinzaine de lobes, gros comme une grosse noisette, déversant chacun sa sécrétion dans un conduit galactophore.

Mamelon.

Les 12 ou 15 conduits galactophores se réunissent en un faisceau occupant le centre de la glande. Leur saillie à l'extérieur constitue le *mamelon* (ou bout du sein). Un peu en deçà du mamelon le conduit galactophore présente une dilatation appelée sinus lactifère, où le lait provenant du lobe glandulaire correspondant s'accumule avant de s'écouler au dehors. C'est la petite quantité de lait contenue dans l'ensemble des sinus lactifères qu'on fait sourdre par la pression et la traction du mamelon.

Quel **aspect extérieur** *offre le sein de la mère nourrice ?*

Le sein est toujours fortement augmenté de volume pendant la lactation. Le mamelon doit en être saillant. Il est entouré d'une zone colorée beaucoup plus large et beaucoup plus foncée qu'en temps normal : l'aréole. Sur cette aréole (voyez p. 43) on voit les tubercules de Montgommery déjà signalés pendant la grossesse, mais dont assez souvent on fait maintenant sourdre un peu de lait.

Quand s'établit la **sécrétion lactée ?**

Elle s'établit dès la grossesse, mais ne donne alors qu'une quantité minime d'un lait provisoire, le *colostrum*. C'est seulement après l'accouchement qu'a lieu la montée de lait.

Qu'appelle-t-on **montée de lait ?**

On désigne sous ce nom l'ensemble des phénomènes par lesquels la sécrétion lactée devient régulière.

Quand *a-t-elle lieu ?*

Elle débute souvent le 3ᵉ jour des suites de couches, mais n'est en général franche que le 4ᵉ.

Comment *se manifeste-t-elle ?*

Localement, il y a un gonflement considérable des glandes mammaires, d'autant plus facile à constater que les seins sont moins gras. Les seins sont durs, tendus et douloureux jusque dans l'aisselle. C'est une *congestion* intense du tissu glandulaire qui provoque cette tension.

Au bout de deux ou trois jours, les seins restent gonflés mais sont moins tendus et plus du tout douloureux ; à la phase de congestion fait suite celle de *sécrétion*. Le lait, surtout chez les multipares, jaillit spontanément du mamelon tant qu'il ne s'est pas établi une sorte de balance entre l'activité des seins et les besoins de l'enfant.

Peut-on **atténuer les douleurs** *de la montée de lait ?*

Les douleurs de la montée de lait étant exagérées par les pressions et les secousses, il est indiqué de soutenir les seins ; il faut les soutenir à la fois en avant et sur les côtés, une nappe de coton roulée dans l'aisselle remplit bien cette indication.

Il est utile aussi de placer un léger bandage autour de la poitrine, mais ne confondez pas *soutien* et *compression*. La compression des seins s'oppose en effet à l'établissement de la lactation : c'est le plus sûr moyen de faire passer le lait.

Dans les cas très douloureux. on peut obtenir du soulagement en appliquant sur les seins des compresses humides chaudes [1]. C'est encore un traitement dont on doit n'user que discrètement, parce qu'il restreint la montée laiteuse.

La montée de lait s'accompagne-t-elle de **phénomènes généraux ?**

Un seul est physiologique et constant, *l'accélération du pouls,* d'autant plus marquée que le pouls était ralenti depuis l'accouchement.

Que faut-il penser de la **fièvre de lait ?**

La fièvre de lait doit se borner à l'accélération du pouls dont nous venons de parler et au léger énervement que peut provoquer la tension douloureuse des seins. Mais elle ne doit jamais s'accompagner d'élévation de température.

Les prétendues « fièvres de lait » avec température, si communes autrefois, n'étaient que des mafestations atténuées d'infection (voy. p. 172).

Quel est **l'aspect du lait** *sécrété pendant les premiers jours ?*

Colostrum.

Le premier lait est fortement coloré en jaune, il a une valeur alimentaire faible ; il est, par contre, légèrement laxatif et son ingestion aide l'enfant à libérer son intestin du mœconium.

Ce premier lait s'appelle le *colostrum.*

---

1. L'huile chaude remplace avantageusement l'eau chaude pour cet enveloppement.

Quand le colostrum cède-t-il la place au lait ?

C'est progressivement, vers le 5ᵉ jour, que le lait acquérant sa composition définitive prend aussi son aspect définitif.

Quelle est la **composition du lait de femme ?**

Nous en reparlerons plus utilement à l'un des chapitres suivants en l'étudiant comparativement avec celle des différents laits utilisables dans l'allaitement artificiel (voy. p. 295).

Le lait est-il identique à lui-même pendant toute la durée de la tétée ?

Le lait du début de la tétée est plus aqueux ; celui de la fin, plus riche en éléments nutritifs ; cette différence de composition est très sensible.

Comment faut-il diriger l'allaitement au sein ?

Il ne s'agit que d'appliquer les principes d'hygiène de l'allaitement formulés au précédent chapitre.

La progression sera donc celle que nous y avons indiquée.

Aucune tétée le premier jour, quatre le second et, à partir du troisième, 6 à 10 selon l'intervalle que l'état de l'enfant autorise entre chacune.

L'allaitement peut-il toujours, dès le début, être **exclusivement maternel ?**

Assez souvent chez les primipares la lactation s'établit lentement.

Il faut alors recourir provisoirement à l'allaitement mixte (voy. titre IX).

Faut-il, à chaque tétée, donner les **deux seins ?**
En principe, il ne faut donner qu'un sein à chaque tétée ; grâce à cette alternance, l'enfant prend à chaque tétée la sécrétion intégrale d'un sein, et, mêlant dans son estomac le lait pauvre du début de la tétée au lait riche de la fin, reçoit en définitive le lait « moyen » qui lui convient le mieux.

Quand déroge-t-on à cette règle ?
Dans les premiers jours, si la lactation tarde à s'établir, il peut être utile de la solliciter plus souvent en mettant l'enfant à chaque sein à toutes les tétées.

D'autre part, il est bien évident qu'au cas où la sécrétion d'un seul sein est inférieure à la ration normale de l'enfant, il faut recourir au deuxième sein plutôt qu'à l'allaitement mixte.

Comment contrôle-t-on *les quantités de lait ingérées par l'enfant nourri au sein ?*
Le seul moyen de contrôle est la pesée des tétées. Déposé tout habillé sur la corbeille du pèse-bébé, immédiatement avant son repas, l'enfant est exactement taré ; sitôt après avoir bu, il est à nouveau pesé ; la différence des deux poids mesure exactement la quantité de lait ingérée.

Doit-on **peser** *toutes les tétées ?*
Pendant les premières semaines, il est indispensable de peser toutes les tétées ; c'est à ce prix seulement qu'on assure une « mise en route » régulière de l'allaitement et qu'on évite les troubles digestifs du premier âge.

Mais quand cette première période est passée, quand l'enfant est, selon l'expression familière, *bien parti*, c'est-à-dire lorsque, avec des digestions faciles et des selles normales, il augmente régulièrement de poids, il ne faut plus s'hypnotiser sur la balance. On ne pèse plus alors les tétées qu'accidentellement et à titre de renseignement.

Variot a bien montré que l'enfant nourri au sein doit jouir d'une certaine liberté d'allures dans la réglementation de ses repas.

Peut-on en agir ainsi avec **tous** *les enfants ?*
Les enfants nés à terme et bien portants peuvent seuls sans inconvénient être ainsi un peu livrés à eux-mêmes *vers la quatrième semaine.*

En cas de naissance prématurée ou de troubles gastro-intestinaux, le contrôle des tétées par la balance s'impose jusqu'à la régularisation des fonctions digestives.

Quelle **attitude** *doit prendre la mère nourrice pour donner le sein ?*
La question ne se pose que pendant son séjour au lit. Dès que le médecin l'a autorisée à s'asseoir, l'accouchée ne manque point de profiter de cette permission au moment de la tétée, car il lui est malaisé de donner le sein dans le décubitus dorsal.

Voici comment elle sera le moins mal.

Imaginons que c'est le tour du sein gauche d'être tété. L'accouchée se tourne légèrement sur son côté gauche. La garde lui glisse un oreiller sous l'épaule et le côté droit pour qu'elle n'éprouve aucune fatigue. La tête de l'enfant va se reposer sur le bras gauche qui le maintiendra à bonne hauteur ; cette hauteur sera fixée par un petit coussin glissé sous le coude gauche. Pour donner le sein droit, on exécute exactement les mêmes mouvements, en changeant de côté.

Quelle attitude donne-t-on à l'enfant ?

Là encore il n'y a de difficultés que lorsque la nourrice est au lit. L'enfant doit être allongé le long du corps de sa mère, parallèlement à elle. Il est couché sur le côté, côté droit pour téter à gauche, côté gauche pour téter à droite. Sa tête repose sur le bras de la mère à bonne hauteur, c'est-à-dire de telle sorte que sa bouche soit un peu au-dessous du mamelon. Le bébé est ainsi obligé de projeter le menton et de tendre le cou, ce qui assure une tétée plus correcte (tétée eutrophique de Robin).

Comment l'enfant prend-il le sein ?

Il doit saisir le mamelon entre ses lèvres, d'abord, entre la langue et le palais ensuite.

A moins que le mamelon ne soit très saillant, l'enfant ne peut le saisir sans aide. Il faut donc que la garde, après les précautions d'hygiène sur lesquelles nous reviendrons, fasse saillir le mamelon en en saisissant la base entre deux doigts.

Cette manœuvre se fait en général du pouce et de l'index de la main gauche, pendant que la main droite tenant l'occiput approche la tête de l'enfant en bonne direction.

Que fait la mère pendant ce temps ?

D'une main (celle qui prolonge le bras sur lequel repose la tête de l'enfant), elle immobilise le corps du nourrisson, de l'autre, elle déprime son sein au niveau des narines de l'enfant de crainte que, sa respiration nasale étant obstruée, celui-ci ne puisse téter sans étouffer.

Ces manœuvres sont-elles toujours **possibles ?**

Chez les primipares à forte montée de lait, surtout si elles ont le mamelon court, il est fréquemment très difficile de faire saillir le mamelon.

C'est même une impossibilité radicale quand le mamelon est ombiliqué.

Comment peut-on **remédier** *à ces inconvénients ?*

On ne peut remédier aux malformations graves du mamelon que seule une opération chirurgicale préventive eût pu corriger ; mais, dans tous les cas peu accentués, il faut essayer d'allonger artificiellement le mamelon.

Quels **appareils** *a-t-on inventés a cette fin ?*

Tous procèdent du même principe : l'élongation du mamelon par la succion.

Dans le peuple on se sert parfois encore d'une pipe de terre ; encerclant bien exactement le mamelon de l'ouverture du fourneau de la pipe, la mère peut, en aspirant sur le tuyau, exercer sur le bout du sein des tractions efficaces.

Téterelle.   La téterelle, sorte de cupule de verre pourvue à son centre d'une tétine de caoutchouc (fig. 33), n'utilise que les efforts de succion du nouveau-né. Ceux-ci sont en général trop faibles pour élonger un mamelon trop court ou engorgé ; la téterelle, qui peut, en cas de crevasses, rendre de grands services (voy. p. 278), est ici un mauvais instrument.

Pour la remplacer, Auvard a imaginé une téterelle bi-aspiratrice (fig. 34). La cupule est la même que celle de la téterelle simple, encore qu'on l'ait pourvue d'un réservoir de verre, en forme de cloche, où peut s'accumuler le lait. L'originalité consiste en ce qu'il y a deux tétines. L'une, reliée à la partie supérieure de la cupule par un long tube de caoutchouc, permet à la mère ou à toute autre personne d'exercer des succions ; l'autre, montée sur le fond du réservoir à lait, permet au nourrisson d'apprendre à téter sans effort.

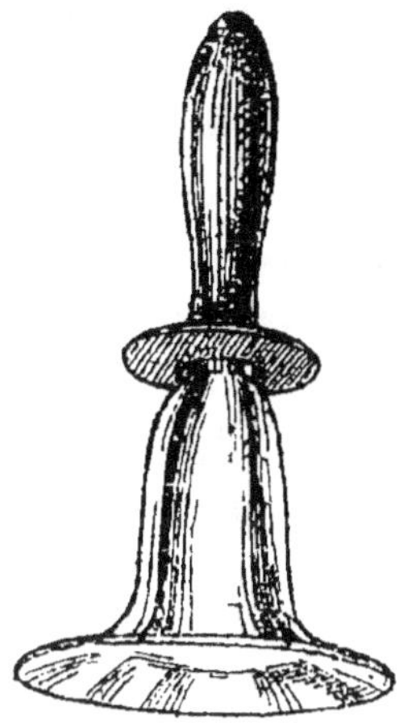

Téterelle bi-aspiratrice.

Fig. 33. — Téterelle (ou bout de sein de Bailly).

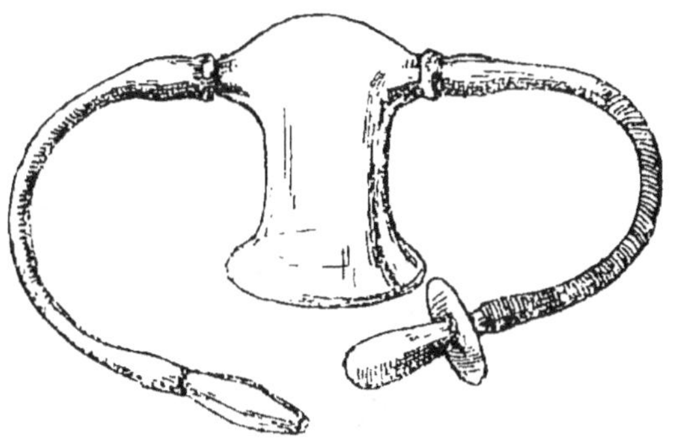

Fig. 34. — Téterelle bi-aspiratrice (à gauche, tétine pour la mère, à droite, celle de l'enfant).

Cet instrument serait bon si les tubes de caout-chouc étaient de bonne quatité ; cela est rare.

Tel quel, il rend des services chez les femmes dont le mamelon est relativement facile à dégager.

En quelques aspirations on *fait le bout de sein*, selon l'expression consacrée. Le nourrisson est vivement approché et, en général, il continue tout seul la tétée commencée à deux.

Tire-lait. Différents modèles de tire-lait ont été construits qui comportent une cupule à réservoir et un appareil d'aspiration. Ces instruments ont rendu des services ; ils ne sauraient toutefois rivaliser avec les pompes à lait (succi-pompe et lacto-pompe).

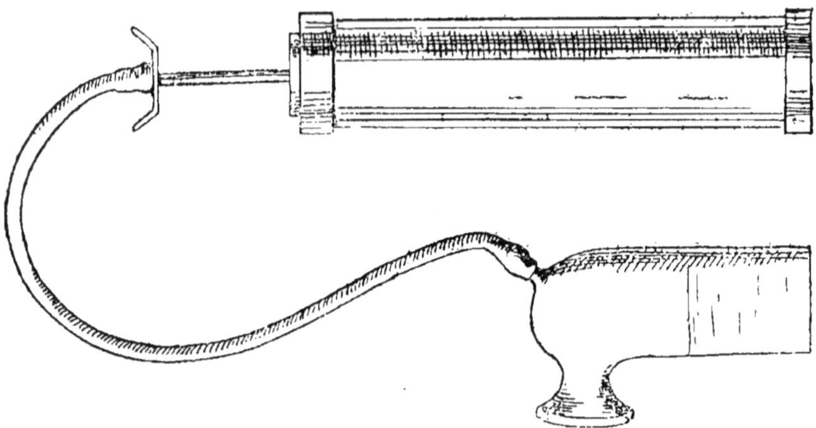

Fig. 35. — Lacto-pompe.

Le lacto-pompe est un tire-lait dans lequel l'aspiration est produite par une pompe analogue à une pompe à bicyclette qui aspirerait au lieu de refouler. L'épaisseur des tubes de caoutchouc les empêche de s'aplatir pendant l'aspiration. Plus simple, moins couteux le lacto-pompe tend aujourd'hui à supplanter son devancier (voy. fig. 35).

Par leur puissance même ces appareils sont les plus appropriés à l'extension des mamelons. En outre, quand ceux-ci, ombiliqués ou non, sont vraiment inextensibles, l'usage des pompes entretient la montée de lait et permet de réaliser l'allaitement artificiel au lait maternel, tandis que les appareils précédemment décrits ne se prêtent pas à une utilisation prolongée.

Lorsque l'enfant a saisi le mamelon, doit-on **surveiller** *sa façon de téter ?*

Cela est indispensable, car il peut téter trop lentement ou trop vite ; il peut encore avaler de l'air.

Que faire à l'enfant qui tette **trop lentement ?**

L'enfant qui tette lentement est souvent un enfant chez qui la sensation de faim n'est pas encore éveillée (voy. p. 199). Il suffira qu'il ait une fois pris la ration qui lui convient pour qu'il ait le désir de la trouver à nouveau.

Parfois aussi l'enfant tette lentement parce qu'il s'endort ; on excite chez lui les mouvements de succion en lui donnant du doigt de petits coups sous le menton, ou, ce qui vaut mieux, en feignant de lui retirer le mamelon de la bouche.

Que faire à l'enfant qui tette **trop vite ?**

Il n'y a **qu'**un remède : retirer l'enfant du sein pour qu'il se repose.

L'enfant glouton avale les deux tiers de sa ration au cours des trois premières minutes de succion ;

c'est pendant ce laps de temps qu'il convient de le faire se reposer.

Quels sont les **inconvénients** *de la tétée trop rapide ?*

Le lait ingéré trop rapidement ne se mélange pas de salive qui en faciliterait la digestion.

Hoquet.   D'autre part, la déglutition de trop grosses gorgées de liquide provoque le hoquet qui fatigue toujours l'enfant.

Comment s'aperçoit-on que l'enfant avale de l'air ?

Parfois on constate cet accident au moment même où il se produit ; en surveillant les mouvements de déglutition on entend parfaitement le glou-glou qui indique le passage simultané de l'air et du lait. Parfois aussi, on entend l'enfant déglutir de l'air sans mélange de liquide. Cela arrive notamment quand l'enfant tète son pouce.

Plus souvent, on ne prend pas le nourrisson sur le fait et seules les éructations font la preuve de l'aérophagie.

Aérophagie.   L'aérophagie, c'est précisément cette déglutition d'air qui s'introduit dans l'estomac.

Quels sont les inconvénients de l'aérophagie ?

L'aérophagie ajoute au volume du lait celui de l'air ingéré en supplément. La conséquence en est ou que le nourrisson ne peut avaler qu'une ration insuffisante, ou qu'il se dilate l'estomac. Dans ce dernier cas, il ne tarde pas à avoir des régurgitations.

Comment limiter l'aérophagie ?

On ne supprime pas complètement l'aérophagie, tous les nourrissons déglutissent un peu d'air.

On la limite en obligeant l'enfant de tendre le cou pour téter, quand la] maman est levée, en le plaçant dans une position presque verticale (voy. fig. 36). Il faut aussi l'empêcher de téter son pouce, et, à plus forte raison, ne jamais lui donner de *sucette*. Nous avons déjà vu (p. 237) comment on prévient les régurgitations des nourrisons aérophages.

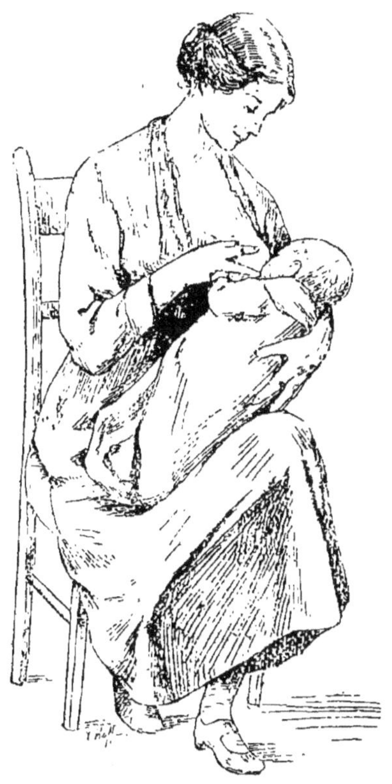

Fig. 36. — Bonne attitude pour donner le sein. L enfant est aussi vertical que possible.

Quels sont les **principaux accidents** *de l'allaitement au sein ?*

Au premier rang il faut placer l'agalactie, ou absence de lait, puis viennent les complications d'ordre général ou plus exactement la fatigue résultant chez certaines femmes de l'allaitement.

L'agalactie *est-elle fréquente ?*

L'absence de sécrétion lactée est vraiment très

rare chez la femme qui se porte bien ; on voit plus souvent un lait peu abondant se raréfier dans la suite.

Quand observe-t-on l'agalactie primitive ?

Elle est plus fréquente chez les primipares très âgées que chez les jeunes ; elle est souvent liée aux manifestations sévères de l'arthritisme et s'observe par suite beaucoup plus souvent dans la classe riche que dans le peuple. La montée du lait **manque** ordinairement dans les formes graves de l'infection puerpérale, aussi l'examen des seins donne-t-il des renseignements de grande valeur pronostique chez les femmes que l'on a des raisons de croire infectées.

N'existe-t-il pas des **agalacties relatives** *ou hypogalacties ?*

L'insuffisance de la sécrétion lactée est en effet fréquente. Elle est presque de règle chez la primipare pendant les premiers jours. En outre on voit souvent des femmes, dont la montée de lait a été satisfaisante, « perdre » leur lait à la suite de quelque incident.

L'ingestion intempestive de certains médicaments, les purgations, la fièvre, toute complication générale ou locale, notamment la phlébite sont les causes les plus habituelles de la diminution de la sécrétion lactée.

Y a-il des **moyens d'exciter** *la montée du lait ?*

On peut distinguer ces moyens en mécaniques, alimentaires et médicamenteux.

Les moyens mécaniques sont les plus efficaces. Ils consistent dans la tétée naturelle ou artificielle pratiquée régulièrement et patiemment pendant aussi longtemps qu'il est nécessaire.

Au point ce vue du régime, nous avons déjà indiqué (voy. p. 183) les aliments les plus favorables à l'accouchée et à la nourrice. Insistons particulièrement sur la bière et l'extrait de malt.

Quant aux traitements médicamenteux, il n'y faut guère compter. Les diverses préparations à base de Galega sont inefficaces. Quant à l'extrait placentaire il ne donne que des résultats inconstants.

Quelles lésions locales observe-t-on au cours de l'allaitement ?

Les divers accidents que l'on observe au niveau des seins sont d'ordre inflammatoire. Les tissus superficiels ou profonds sont plus ou moins gravement infectés. A cette infection il faut une porte d'entrée ; celle-ci est le plus souvent ouverte par une lésion mécanique faite au cours de la succion.

Lorsqu'un mamelon bien conformé a été correctement saisi entre les lèvres, la langue et le palais de l'enfant, la tétée se termine sans que les tissus aient été lésés.

Comment le nourrisson blesse-t-il le sein de sa mère ?

Une malformation minime du bout de sein, une prise légèrement asymétrique, suffisent à détruire la répartition régulière des efforts de succion. Sur un point du mamelon ou même de l'aréole, des

tiraillements, des aspirations violentes se sont exer-
cées : les vaisseaux friables qui irriguent ces tissus
délicats se sont rompus ; il se fait sous l'épiderme
une ecchymose, ponctuation noirâtre, parfois plus
petite qu'une tête d'épingle ; c'est le premier degré
de la future crevasse du sein.

Qu'est-ce que **l'érosion du mamelon ?**

C'est un degré un peu plus marqué. Au cours
d'une tétée ultérieure, l'épiderme qui recouvrait
l'ecchymose a été rompu et le minuscule caillot
emporté. Le contact de la salive du bébé d'abord,
puis de particules de lait qui en surissant deviennent
acides, ont aggravé et étendu le mal : *l'érosion* est
constituée.

C'est une lésion plus ou moins large parfois
simple anfractuosité de la pointe du mamelon, ou
étroit sillon à sa base. Sa caractéristique est l'absence d'épiderme. Le derme est à nu et à sa surface
suintent quelques gouttes de lymphe qui, en formant croûte, le protègent contre les souillures de
l'extérieur.

Telle quelle, l'érosion est déjà douloureuse : à
chaque tétée la croutelle se détache ; la surface
dépouillée saigne parfois ; mais toujours les extrémités nerveuses mises à nu réagissent très doulou-
reusement aux efforts de succion. Cependant, c'est
relativement peu de chose tant qu'il n'y a pas infection de la petite plaie.

Qu'est-ce que la **crevasse** (*ou gerçure*) *du sein ?*

L'érosion infectée se transforme vite en crevasse.
Elle ne gagne plus en surface, et même le plus

souvent affecte la forme d'une étroite fente linéaire ; mais elle gagne en profondeur, tant par le creusement du fond que par boursouflement des bords. On aperçoit donc un fond grisâtre, entre des bords rouges et boursouflés. Ce sont ces bords rouges qui, très enflammés, sont le siège d'atroces douleurs. Nombre de femmes déclarent que le *souvenir* de l'accouchement s'efface devant les souffrances que renouvelle chaque succion d'un sein atteint de crevasses.

La tétée n'est pas seulement douloureuse. Souvent la gerçure saigne et la déglutition du sang, en quantité même minime, provoque chez le nourrisson des troubles digestifs sérieux. Les lésions peuvent gagner en profondeur ; on a vu une fissure de la base du mamelon s'excaver au point de décapiter le bout du sein. Mais c'est là un incident rarissime, tandis que les complications inflammatoires sont extrêmement fréquentes.

Quelles **précautions** *doit-on prendre à l'égard des* **érosions du sein ?**

Dès qu'on constate la plus petite lésion de l'épiderme, il faut la mettre à l'abri du contact de l'air. Le pansement aseptique dont nous parlerons bientôt est insuffisant à cet égard. Rien ne vaut l'application très précoce d'un topique formant vernis. Il en existe un grand nombre dans le commerce ainsi que des baumes ou pommades pour cicatriser les crevasses. Traitez la crevasse constituée selon les conseils de votre médecin. Mais essayez surtout de la prévenir en protégeant l'érosion naissante par un bon vernis.

Pour ma part, j'emploie avec un succès constant un mélange à parties égales d'alcool à 60°, de glycérine et de teinture de benjoin de Siam ; la glycérine et l'alcool s'évaporent vite, et le benjoin forme une laque impalpable qui protège l'épiderme et lui permet de se reconstituer à l'abri de l'infection. Appliqué *dès l'apparition de la moindre ecchymose* et renouvelé à chaque tétée, ce pansement prévient de façon radicale la formation des crevasses.

La crevasse constituée permet-elle l'allaitement ?
Douleurs pour la mère, risques de déglutition de sang pour l'enfant, aggravation mécanique et infectieuse (contact de la salive) des lésions existantes, tels sont les risques qu'on court à laisser le nourrisson téter un sein atteint de crevasses. La succion indirecte (téterelle simple ou bi-aspiratrice, lacto-pompe, voy. p. 270) permet d'écarter ces inconvénients tout en entretenant la sécrétion lactée. Au reste, c'est avant tout une question d'espèce dont l'accoucheur sera juge.

Qu'est-ce que la **lymphangite du sein ?**
Au sein comme partout ailleurs, la lymphangite consiste dans l'inflammation des vaisseaux lymphatiques infectés. Superficielle, limitée aux lymphatiques de la peau, elle se traduit par un réseau de taches rouges en général peu étendues, un peu sensibles à la pression.
Profonde, elle a atteint les troncs lymphatiques qui se dirigent vers l'aisselle. Elle les rend accessibles au palper sous forme de cordons indurés. Cet examen est d'ordinaire très pénible. La malade

se plaint d'ailleurs d'élancements douloureux dans le sein et dans l'aisselle où souvent les ganglions lymphatiques sont eux-mêmes tuméfiés.

La lymphangite, superficielle ou profonde, s'accompagne toujours d'élévation thermique. Dans les formes un peu accentuées, une montée brutale du thermomètre à 40° n'est pas rare.

La fièvre de l'infection puerpérale étant beaucoup plus sournoise, le crochet brusque de la courbe thermique chez une accouchée qui nourrit évoque toujours l'idée de lymphangite du sein. Celle-ci est un accident pénible et effrayant plutôt que grave. Cependant elle occasionne toujours un trouble sérieux de l'allaitement et elle comporte de sérieuses menaces d'abcès du sein.

Comment traiterez-vous *provisoirement la lymphangite du sein ?*

A la première trace de rougeur et de sensibilité douloureuse, faites au sein malade un large pansement humide chaud que vous renouvellerez toutes les deux heures. Ne serrez pas : cela ferait passer le lait. Naturellement, prévenez tout de suite votre médecin qui prescrira, s'il le juge utile, un traitement prophylactique des abcès du sein, notamment un vaccin.

L'abcès du sein succède-t-il toujours à une crevasse ?

L'évolution la plus habituelle est bien celle dont nous venons de suivre les phases : ecchymose, érosion, crevasse, lymphangite, abcès. Cependant, au lieu de pénétrer par effraction, les microbes peuvent infecter directement un ou plusieurs des conduits galactophores et les lobes glandulaires correspondants ; c'est ce qu'on appelle la galactophorite.

La **galactophorite** *est-elle fréquente ?*

Heureusement non, car c'est une complication aussi sournoise que sérieuse. Sans forte fièvre ou sans vives douleurs qui eussent attiré l'attention, elle aboutit à une suppuration parfois abondante qui, au début du moins, s'évacue par le mamelon. L'enfant est donc exposé à déglutir ce pus qui lui occasionnerait une gastro-entérite redoutable. D'autre part, si l'on n'intervient pas à temps pour limiter l'infection, celle-ci dépasse les limites du lobe glandulaire, gagne les lobes voisins et surtout le tissu cellulo-graisseux qui capitonne la glande, constituant ainsi un abcès rétro-mammaire *.

Pour toutes ces raisons, la nourrice, qui éprouve dans la profondeur du sein une sensation de pesanteur et de tension anormales, doit en prévenir son médecin qui, par un examen minutieux, s'assurera qu'il n'y a pas de galactophorite en évolution.

Si le médecin tardait et si en son absence les inquiétudes devenaient plus précises, la garde pourrait vider le sein par expression.

Cette petite opération est assez douloureuse quand le sein est tendu. Après une bonne application de compresses humides chaudes, on prend le sein à pleine main pour le bien relever et le comprimer circulairement.

Dans cette attitude le pouce fait une série de pressions dirigées du pourtour vers le mamelon, en ayant soin de vider aussi complètement que possible un lobe avant de passer au lobe voisin.

Le lait qui s'écoule est recueilli sur un tampon d'ouate placé sous le mamelon et remplacé dès qu'il est imbibé.

En cas de galactophorite, le lobe malade se révèle par une douleur plus vive à la pression ; celle-ci fait sourdre, mélangé à du lait, un muco-pus verdâtre, ou même du pus franc et bien lié.

Comme la quantité en est minime, il faut parfois rechercher ce pus avec soin sur le tampon d'ouate où il apparaît comme un flocon terne et visqueux.

En pareil cas et en attendant les prescriptions du médecin, on cessera de donner à téter le sein malade qui sera en permanence sous un pansement humide chaud.

Comment évoluent d'ordinaire les abcès du sein ?

L'abcès du sein devient menaçant dès que, des vaisseaux lymphatiques, dans le cas ordinaire, du lobe glandulaire en cas de galactophorite, l'infection a gagné le tissu cellulo-graisseux.

Ce tissu est éminemment propre à la pullulation des microbes pyogènes, et un traitement immédiat peut seul arrêter l'évolution d'un abcès du sein.

Celle-ci se manifeste, extérieurement, par une induration et un gonflement plus ou moins marqués suivant qu'il y a plus ou moins d'œdème. En même temps, la malade éprouve des élancements douloureux et sent battre son pouls dans le foyer de l'abcès. Si ces symptômes, au lieu de rétrocéder sous l'influence du traitement, augmentent, même légèrement, il est infiniment probable que le pus est constitué. Dès lors il est nécessaire de l'évacuer. Ne venez donc pas contrecarrer le désir de votre médecin de vous soulager de ce pus ; ne lui demandez pas, comme c'est l'habitude, d'attendre que l'abcès soit *bien mûr*. L'abcès *bien mûr*, c'est celui dans lequel on a laissé l'infection exercer ses ravages, détruire le tissu cellulaire, envahir la glande et compromettre l'avenir fonctionnel du sein.

Laissez donc votre médecin évacuer tout de suite par incision au bistouri, ou par ponction au trocart, le pus dont il a reconnu la présence. Vous raccourcirez ainsi la durée de la suppuration, vous limiterez au minimum les dégâts anatomiques ; peut-être même pourrez-vous au bout de quelques jours reprendre l'allaitement pour le plus grand bien de l'enfant et le vôtre.

Quelles sont les règles d'**hygiène locale** *à observer* **avant** *la tétée ?*

Connaissant les accidents qui vous menacent, vous comprenez mieux maintenant l'hygiène de la tétée (voy. p. 268).

Avant la tétée, les soins sont facultatifs. La femme dont les seins coulent abondamment doit laver les mamelons pour que l'enfant n'y trouve point de lait suri ; celle qui a appliqué sur les mamelons un médicament quelconque, doit en faire disparaître toute trace. D'autre part, si l'enfant a eu le muguet, ou si la rapide extension des érosions du sein chez la mère fait craindre qu'il n'ait la salive très irritante, il faut à la fois laver lè sein et nettoyer la bouche de l'enfant avant chaque tétée. Dans tous les autres cas on peut mettre l'enfant directement au sein.

Quels **soins** *donne-t-on* **après** *la tétée ?*

Les soins à donner après la tétée sont indispensables pendant les trois premières semaines au moins.

Ils consistent à laver le mamelon et l'aréole pour faire disparaître toute trace de salive et de lait.

Comment lave-t-on *le sein ?*

Le sein se lave avec un tampon d'ouate stérilisée, qu'on remplace avantageusement par de la gaze lorsqu'il y a érosion ou crevasse, pour éviter que des fibres de coton ne restent au contact de la lésion.

Le liquide à employer est l'eau bouillie additionnée d'un quart ou un cinquième d'alcool.

Les lavages *avant tétée* doivent toujours se terminer par un rinçage à l'eau bouillie pure, pour éviter au bébé le goût et l'action nocive de l'alcool.

Même avec des mains propres, on doit, au cours de ces manœuvres, absolument éviter de toucher des doigts nus le mamelon. Pour faire saillir le bout du sein ou déplisser l'aréole on n'agit qu'à distance, ce qui évite tout risque d'infection.

Quelles **précautions** *prend-on* **dans l'intervalle** *des tétées ?*

Les mamelons doivent être en permanence recouverts d'une compresse de gaze stérile, compresse qu'on renouvelle après la tétée et qu'on maintient par le soutien-gorge ou le bandage lâche dont nous avons déjà parlé (voy. p. 262).

Quelles considérations dominent **l'hygiène générale de la mère** *qui allaite ?*

L'influence de la santé et de l'alimentation de la mère sur la composition du lait est considérable. On peut par l'analyse déceler dans le lait la diminution des éléments nutritifs ou la présence anormale de substances diverses (médicaments, par exemple), tantôt au contraire les modifications apportées à la composition du lait ne se révèlent que par un trouble dans la santé de l'enfant.

Il est d'observation courante que la constipation de la nourrice entraîne celle du bébé et qu'inversement une diarrhée maternelle a pour conséquence une augmentation du nombre des selles de l'enfant ; or, l'analyse la plus minutieuse du lait ne projette aucune clarté sur ce phénomène. L'hygiène de la nourrice doit donc écarter de son régime et de sa vie tout ce qui pourrait soit troubler sa santé, soit retentir sur celle du nourrisson.

Quel est le **régime alimentaire de la nourrice ?**

Nous l'avons déjà indiqué en parlant du régime des suites de couches ; consultez à nouveau le tableau de la page 183.

Que penser des **médicaments** *pendant l'allaitement ?*

Les uns influent directement sur la sécrétion lactée qu'ils diminuent considérablement (antipyrine, belladone), d'autres aboutissent au même résultat par des voies détournées, tels sont les purgatifs. D'autres enfin n'entravent point l'activité des glandes mammaires, mais passent dans le lait et risquent d'incommoder plus ou moins gravement le nourrisson.

La femme qui allaite ne doit donc jamais prendre un médicament à l'insu de son médecin et sans l'avoir spécialement consulté sur ce point.

Que penser des **sorties mondaines** *pendant l'allaitement ?*

Dès qu'elle est bien remise de ses suites de couches, l'accouchée peut reprendre sa vie mondaine.

Mais il y a surtout là une question de mesure. Jamais il ne faut atteindre la limite de la fatigue nerveuse ; il ne faut pas se coucher trop tard, ou si l'on a veillé, il faut pouvoir compenser le manque de sommeil le lendemain.

Les dîners en ville ne doivent pas être l'occasion d'infractions au régime, et s'il est permis de danser modérément. les danses modernes, particulièrement énervantes et congestionnantes, sont absolument proscrites.

Comment se manifeste la **fatigue** *chez la nourrice ?*

Outre les symptômes banaux de lassitude, la femme que l'allaitement fatigue — ou qui ne se ménage pas assez pendant qu'elle allaite — éprouve une douleur très particulière dans le dos, entre les épaules. En outre, elle s'essouffle facilement, elle se décolore, bref elle s'anémie, bien qu'elle garde souvent une fallacieuse apparence d'embonpoint qui s'évanouira au sevrage.

Comment peut-on **remédier** *à cette fatigue ?*

Parfois il suffit de mieux régler l'alimentation pour que tout rentre dans l'ordre ; dans d'autres cas, c'est aux médicaments, particulièrement aux phosphates, que le médecin a recours ; enfin on se trouve très bien de remplacer une tétée par un biberon, acheminement vers l'allaitement mixte, puis vers le sevrage.

Comment procède-t-on au **sevrage ?**

En principe, le sevrage doit être progressif. De quatre jours en quatre jours on remplace une tétée par un biberon. En trois semaines, le sevrage est complet ; quand l'insuffisance de lait maternel est le motif du sevrage, on peut aller bien plus vite sans que la mère se plaigne de souffrir des seins.

Comment tarir la **sécrétion lactée** *en cas de sevrage rapide ?*

La purgation, remède populaire, est un bon adjuvant des autres moyens. Employée seule, elle échoue le plus souvent.

La compression énergique des seins après pansement humide chaud, à l'aide de larges bandes de crêpe Velpeau, est le procédé le plus efficace.

On peut enfin, mais *sur prescription médicale*, s'aider de médicaments tels que l'antipyrine ou la belladone, qui sont actifs, mais pas toujours inoffensifs.

VII. — ALLAITEMENT MERCENAIRE

Peut-on concilier l'allaitement mercenaire avec l'obligation morale qu'a la mère de nourrir son enfant ?

Évidemment non, sauf dans des circonstances rarissimes. L'allaitement mercenaire repose dans l'immense majorité des cas sur un contrat immoral par lequel une mère vend à autrui le lait qui appartient à son enfant.

Il n'est pas improbable que dans l'avenir un tel contrat, alors interdit par les lois, semble monstrueux à nos descendants.

Comment l'allaitement au sein a-t-il pu jouir si longtemps d'une vogue considérable ?

C'est que d'une part des conditions économiques périmées rendaient alléchant pour nombre de femmes ou de filles le métier de nourrice mercenaire et que, d'autre part, les imperfections de l'hygiène assuraient à la nourrice une écrasante supériorité sur le biberon.

*Quels **arguments** peut-on encore faire valoir **en faveur** de la nourrice au sein ?*

Le lait de femme est à coup sûr bien mieux approprié que tout autre à l'alimentation du 1er âge.

Il est consommé cru, c'est-à-dire avec tous les ferments qui en facilitent la digestion et l'absorption.

Pris directement au sein, il échappe à toutes les

causes extérieures d'altération qui menacent le lait donné au biberon.

Par contre quels **arguments** *militent* **contre** *le choix de l'allaitement mercenaire ?*

La nourrice au sein peut transmettre au nourrisson les maladies dont elle est atteinte, notamment la tuberculose et la syphilis ; le diagnostic de ces affections est souvent difficile et les dangers de contamination sont par suite assez grands.

On a beaucoup de peine à diriger convenablement l'hygiène alimentaire de la nourrice mercenaire ; le plus souvent elle profite de son séjour à la ville pour se procurer une alimentation trop riche, pour abuser notamment du café et du vin, toutes choses qui ne valent rien à l'enfant.

Mariée ou non, il n'est pas rare qu'elle devienne enceinte en cours d'allaitement, ce qui est promptement nuisible à l'enfant.

Si, pour ce motif ou pour tout autre, la nourrice perd son lait, le souci de conserver sa place la fait s'ingénier à nourrir artificiellement l'enfant. Quelque contrôle qu'on exerce, elle trouve des complicités qui lui permettent de donner à l'enfant les pires aliments de remplacement.

Que doit-on conclure de ces faits ?

A l'heure actuelle, on ne doit recourir à l'allaitement mercenaire qu'en cas d'absolue nécessité, c'est-à-dire lorsque après essai, l'allaitement artificiel *bien conduit* a échoué, et que l'enfant dépérit.

Où chercherez-vous une nourrice ?

La question est presque superflue actuellement, le choix étant très restreint.

A la campagne ou dans les petites villes on peut recruter la nourrice directement, ou, ce qui vaut mieux, par l'intermédiaire du médecin de son village.

Dans les grandes villes, les bureaux spéciaux de placement ont vu leur recrutement se tarir ; un très petit nombre a subsisté; les Maternités peuvent, jusqu'à un certain point, en tenir lieu. Il s'y trouve de temps en temps des jeunes femmes ou jeunes filles qui remplissent les conditions physiques voulues pour faire de bonnes nourrices ; elles ont été l'objet d'une observation médicale d'une certaine durée, qui donne quelque garantie.

Si vous avez le choix, quel état civil aura votre nourrice ?

État civil (femme ou fille ?)

Contrairement à un *abominable préjugé*, qui a été trop longtemps en cours, vousprendrez toujours une *fille* de préférence à une *femme*. Prétendre que l'appât des gages de nourrice donnés à une fille de la campagne la pouvait pousser à l'inconduite n'était que hasardeux ; mais fermer les yeux sur la désorganisation d'un foyer par l'engagement de la femme mariée comme nourrice était d'une belle hypocrisie [1].

Une *veuve* dont le mari aurait succombé à une maladie non contagieuse et dont le lait n'aurait pas été altéré par son deuil échapperait à tout reproche. Combien rarement la trouvera-t-on !

---

1. Lire *Donatienne* de René Bazin.

De quel âge la choisirez-vous ?

De préférence entre 25 et 3o ans. Avant 25 ans il y a une forte proportion de nourrices médiocres.

Sera-t-elle primipare ou multipare ?

Il serait très imprudent d'engager une primipare au cours de sa grossesse ou dans les toutes premières semaines de son allaitement, on s'exposerait à voir se tarir la sécrétion lactée.

Lorsque pendant plusieurs mois une primipare a régulièrement nourri son bébé et que celui-ci s'élève bien, on n'a plus les mêmes craintes à concevoir.

Les qualités de la primipare en général plus jeune, plus souple de caractère, peuvent alors l'emporter sur l'expérience de la multipare.

Quelles qualités physiques lui chercherez-vous ?

Elle sera brune plutôt que blonde, petite ou de taille moyenne plutôt que grande, en tout cas bien proportionnée.

Elle sera fraîche, sans traces de cicatrices et aura de bonnes dents.

On la choisira d'une race forte, non débilitée par l'alcool et supportant bien l'émigration. Les Bretonnes, qui se placent ou du moins se plaçaient volontiers comme nourrices, ne remplissent pas cette condition, car, transplantées en ville, elles paient un lourd tribut à la tuberculose.

Les Artésiennes, Morvandiotes et Piémontaises sont particulièrement recommandées.

Vous contenterez-vous de cet examen superficiel ?

Non, un examen médical s'impose de la façon la plus absolue.

Sur quoi porte surtout **l'examen médical** *?*

Le médecin cherche à constater rapidement l'intégrité des principaux organes et appareils ; il veille surtout à dépister la moindre trace de tuberculose et le stigmate le plus caché de syphilis.

Est-il nécessaire de recourir à d'autres procédés d'investigation que l'examen clinique ?

Il est très dangereux de gager une nourrice sans lui avoir fait une prise de sang. La réaction de Wassermann, pratiquée dans un laboratoire compétent, sur le sang ainsi prélevé, sera une garantie sérieuse qu'il n'y a pas de syphilis en évolution active.

Doit-on **analyser** *le lait de la nourrice ?*

Nous avons déjà vu que l'analyse du lait est souvent illusoire. Le meilleur moyen de se rendre compte de la valeur alimentaire du lait d'une femme est d'examiner son enfant.

L'examen médical de l'enfant *est-il de rigueur ?*

Cet examen est indispensable ; il permet parfois de dépister des manifestations morbides héréditaires qui ont échappé chez la mère. Il permet aussi de constater si celle-ci est propre, soigneuse, et si elle sécrète de bon lait.

Quelle **supercherie** *peut-on craindre ?*

Certaines femmes dont l'enfant est malingre ou

même a succombé se font prêter un bébé bien portant pour les besoins de la cause. C'est surtout dans les bureaux de placement que de telles manœuvres se pratiquent. Un examen minutieux des pièces administratives dont est pourvue la nourrice suffit en général à les faire soupçonner.

Quel âge doit avoir l'enfant de la nourrice ?

Aux termes d'une loi trop peu appliquée, la loi Roussel [1], une femme ne peut se placer comme nourrice qu'autant que son propre enfant est âgé de sept mois. Si cette prescription légale ne restait pas lettre morte le contrat d'engagement de nourrice perdrait beaucoup de son immoralité.

Pratiquement, les mères qui se placent comme nourrices le font le plus tôt qu'elles peuvent. Il y a intérêt pour votre enfant à ce que la différence d'âge entre son *frère de lait* et lui ne soit pas trop considérable. Ainsi un enfant naissant ne devrait pas téter un lait de plus de 2 ou 3 mois. Ces conditions sont de plus en plus difficiles à rencontrer.

Quels soins donne-t-on à la nourrice qui entre en place ?

La nourrice qui entre en place a besoin de soins physiques et de soins moraux.

Physiquement, surtout si elle a passé par un bureau de nourrices, elle a besoin de repos et de propreté. Un grand bain et un change complet de

---

1. Du nom de son auteur, Théophile Roussel, sur la statue de qui on lit ces mots : « Protéger l'enfant, c'est aimer deux fois les hommes. »

linge de corps remplissent cette dernière indication.

Moralement, la nourrice qui vient de quitter son ménage si elle est mariée, ou qui, dans le cas inverse, à le plus souvent subi les épreuves déprimantes d'une grossesse demi-clandestine et d'un accouchement dans la solitude et qui, surtout, vient dans l'un et l'autre cas d'être séparée de son petit, a besoin qu'on l'entoure de quelques prévenances et qu'on la distraie de son chagrin ; il y faut d'ailleurs mettre une certaine discrétion et ne pas dépasser le but poursuivi.

Quel sera bientôt le **genre de vie** *de la nourrice ?*

Il lui faut dresser un horaire bien réglé qui permettra d'exercer une surveillance réelle — quoique sans vexation — sur les soins donnés à l'enfant, sur les sorties, les fréquentations, etc. Les heures, la durée et le lieu des promenades seront fixés en tenant compte de l'âge de l'enfant, de la saison, etc..

Quel **travail** *devra-t-elle effectuer ?*

Il est de tradition que les nourrices ne participent pas aux travaux du ménage Elles font cependant leur chambre. En outre, elles s'occupent entièrement de tous les soins de l'enfant, y compris les lavages faits à domicile.

Il est bon d'intéresser la nourrice à quelque travail manuel qu'elle fera à la promenade et dans ses moments de loisirs ; cela la préservera du désœuvrement. Le mieux est de la diriger dans les petits travaux à faire pour son propre enfant.

Quel sera le **régime alimentaire** *de la nourrice ?*

Le régime alimentaire de la nourrice mercenaire ne peut qu'être dans ses grandes lignes conforme à celui que nous avons conseillé pour la mère qui allaite. Il comportera en particulier les mêmes exclusions.

Cependant il faut éviter à cette femme qui vient d'être transplantée une modification trop brutale de son régime habituel. Il faut donc, dans la mesure du possible, établir une prudente transition entre les habitudes alimentaires qu'elle avait contractées dans son pays et le régime des villes. Au besoin, on la laissera se préparer elle-même les mets traditionnels de son terroir.

Quelle **boisson** *lui donnera-t-on ?*

Là aussi on s'inspirera de ses habitudes antérieures :

la bière pour la femme du Nord, le petit cidre pour celle de l'Ouest, les boissons de fruits, la piquette, l'eau rougie pour les autres semblent indiquées.

A toutes on accordera un peu de vin, mais en quantité strictement limitée.

Quant au café et à l'alcool que certaines vous réclameront, il les faut résolument proscrire.

Comment se règle l'allaitement mercenaire ?

L'allaitement au sein, qu'il soit donné par la mère ou par une nourrice, est toujours soumis aux mêmes règles. Nous ne reviendrons pas sur la technique exposée au chapitre précédent.

VIII. — ALLAITEMENT ARTIFICIEL

Qu'avons-nous appelé allaitement artificiel ?

Nous avons ainsi nommé l'alimentation du nouveau-né à l'aide d'un autre lait que le lait de femme, autrement dit avec le lait d'une femelle domestique.

Quels sont les **inconvénients et les dangers** *de ce mode d'allaitement ?*

Les uns sont essentiels et tiennent aux différences considérables de composition qui séparent les uns des autres les différentes sortes de lait.

Les autres sont accidentels et relèvent, soit d'un état morbide, soit de l'alimentation de l'animal producteur, soit enfin d'une altération postérieure à la traite.

Quelle est la **composition chimique** *des différents laits ?*

On peut tenir pour suffisamment exact le tableau suivant que nous résumons (d'après Auvard) :

Pour 1.000 grammes de lait	Femme	Vache	Chèvre	Anesse
Matières azotées	15	35	30	16
Lactose	65	45	43	60
Beurre	35	37	45	18
Sels	2	6	7	5

Quelles **différences** *capitales ressortent de ce tableau ?*

En ce qui concerne les matières azotées (caséine, albuminoïde), seul le lait d'ânesse se rapproche du lait de femme. Les autres sont beaucoup trop riches. En ce qui concerne le beurre, le lait d'ânesse est, au contraire, beaucoup trop pauvre, tandis que le lait de chèvre est trop gras.

Comment se **coagulent** *ces divers laits ?*

Le lait de femme se prend normalement en petits caillots ; il en est de même du lait d'ânesse. Au contraire, les laits de vache et de chèvre se prennent en un bloc compact moins facilement attaqué par le suc gastrique. Trop riches ou trop pauvres, ou d'une digestion difficile, les laits de femelles domestiques ne sont donc pas très propres à l'alimentation du nourrisson.

Voyons maintenant les dangers qu'ils peuvent accidentellement comporter.

Quels **dangers** *peuvent provenir de la* **femelle** *dont on prend le lait ?*

Cette femelle peut être malade.

La vache, souvent tuberculeuse, est d'autant plus dangereuse qu'elle peut transmettre la maladie bien qu'ayant toutes les apparences de la santé. La chèvre, qu'on avait prétendue réfractaire à la tuberculose, lui paie aussi son tribut. Elle transmet encore, dit-on, la fièvre de Malte.

Le lait provenant d'une **bête** *saine ne peut-il devenir* **nocif** *?*

Les mains sales du trayeur, les souillures de

toute sorte qui des flancs ou de la queue de la bête tombent dans le seau au cours de la traite, sont autant de sources de contamination. Le lavage de ce seau et de tous autres récipients avec une eau impure en est une autre, et à plus forte raison le coupage du lait avec cette même eau.

Nombre de cas de fièvre typhoïde de l'adulte ont pu être rattachés avec certitude à une telle origine ; chez les nourrissons des diarrhées suraiguës et rapidement mortelles suivent de très près l'ingestion d'un lait ainsi contaminé.

Le lait qui a été ensemencé de germes pathogènes est nocif dès les premières heures ; mais il le devient rapidement bien davantage surtout s'il est maintenu à une température favorisant la pullulation des microbes.

Cette influence de la chaleur sur la flore microbienne explique seule la fréquence des altérations du lait pendant la belle saison et le redoublement concomitant des diarrhées aiguës de la première enfance.

Quelle est la **température favorable** *à la* **conservation** *du lait ?*

Le lait tout à fait froid aux environs de 8°, se conserve pratiquement sans altération pendant plusieurs jours ; il n'est malheureusement pas possible aux ménagères de conserver leur lait dans une glacière.

Jusqu'à 10° ou 12°, le lait se conserve encore relativement bien ; à partir du 25e degré et au-dessus, il s'altère extrêmement vite. Aux températures moyennes le facteur *temps* joue donc un rôle considérable.

Le lait fraîchement trait, transporté d'une faible distance et consommé rapidement, présentera donc, toutes choses égales d'ailleurs, plus de garanties : de cette donnée découlent nombre d'indications pratiques sur lesquelles nous aurons à revenir tout à l'heure,

Connaissant les inconvénients spéciaux à chaque sorte de lait et les dangers communs à toutes les variétés d'allaitement artificiel, nous pouvons maintenant étudier en détail la technique de ce dernier.

Quelle **espèce animale** *allons-nous choisir pour en donner le lait à bébé ?*

Nous n'avons qu'à nous reporter au tableau de composition des laits (voy. p. 295) pour répondre à cette question.

Pourquoi **écarterons**-*nous le lait de* **chèvre ?**

Parce qu'il contient beaucoup trop de caséine (fromage), un peu trop de beurre et pas assez de sucre.

Cette composition très différente de celle du lait de femme le rend impropre à l'alimentation du nouveau-né.

Plus l'enfant grandit, moins ces inconvénients deviennent sensibles. Beaucoup d'enfants bien portants de six mois tolèrent le lait de chèvre, à condition qu'il soit sucré.

Quel **avantage** *présente alors cette alimentation ?*

La chèvre, peu encombrante et facile à nourrir, peut être installée dans les dépendances de toute maison particulière. Sauf les habitants de très grandes villes, chacun peut ainsi recueillir lui-même du lait frais qu'il peut contrôler depuis la traite jusqu'à l'ingestion par l'enfant.

Pourquoi n'adopterons-nous pas systématiquement le **lait d'ânesse** ?

Parce que, contrairement au lait de chèvre, c'est un lait trop pauvre.

S'il contient à peu près la même proportion de caséine que le lait de femme, il contient moitié moins de beurre et un peu moins de sucre. L'enfant qui ne recevrait d'autre nourriture ne tarderait pas à maigrir et finirait par succomber.

A quels cas le réserverons-nous ?

A ceux où l'on a moins besoin d'un aliment riche que d'un aliment facile à digérer.

Tel est celui du nouveau-né prématuré. Inhabile à téter le lait de sa mère, laquelle en est d'ailleurs souvent dépourvue, il supporte mal le lait de vache, même fortement étendu d'eau.

Le coupage du lait diminue, en effet, la proportion des éléments solides, mais ne modifie point le mode de coagulation de la caséine (voy. p. 296).

Le lait d'ânesse, éminemment digestible, rend alors de précieux services pendant quelques jours, ou quelques semaines au plus. Mais il faut le considérer comme un aliment d'exception.

Par exclusion, nous arrivons donc à ne retenir que le lait de vache et dorénavant nous l'envisagerons seul.

Est-il préférable d'administrer le **lait cru** *?*

Comme valeur alimentaire, le lait consommé cru est le seul qui soit identique à celui que consomment les jeunes animaux, le seul qui ait gardé ses propriétés de lait vivant. Par contre, il contient à l'état virulent tous les germes morbides qui lui viennent soit du pis de la vache, soit de contaminations extrinsèques.

Pouvez-vous **pratiquement** *nourrir votre enfant au lait cru ?*

Si vous habitez la campagne, cela est à la rigueur possible.

Ayez alors votre vache à vous, et assurez-vous par l'épreuve de la tuberculine qu'elle est indemne de tuberculose.

Trayez-la vous-même, avec une asepsie rigoureuse, au-dessus d'un récipient stérilisé et ne conservez de lait d'une tétée à l'autre qu'à une température inférieure à 10°.

Toutes ces conditions sont très difficiles à remplir ; vous y échouerez le plus souvent.

Si vous habitez en ville, l'usage du lait cru vous est impossible, à moins qu'un nourrisseur consciencieux y ait installé un centre de production de lait cru aseptique. De tels établissements sont fort rares (il n'en existe plus actuellement à Paris) et leurs frais d'exploitation rendent très onéreux l'usage habituel de leur lait.

Comment peut-on **restreindre la nocivité** *des diverses* **souillures** *du lait ?*

Les germes microbiens dont sont ensemencés la

plupart des laits sont très sensibles aux influences thermiques. D'une part, ils ne se développent pas si le lait reste à une température voisine de zéro. D'autre part, ils sont tués par la chaleur.

L'utilisation du froid pour la conservation du lait, très répandue dans les pays scandinaves où la production laitière est aux mains de la grande industrie, est pratiquement ignorée en France.

Par contre, divers procédés basés sur l'emploi de la chaleur y sont d'emploi courant.

Qu'appelle-t-on lait stérilisé ?

On désigne sous le nom de lait stérilisé industriel (et *par abréviation* : lait stérilisé) un lait chauffé sous pression à 130° pendant une courte durée.

Quels sont les avantages *du lait stérilisé ?*

Un tel lait est privé de tout germe morbide. Conservé en vase clos, il est de conservation presque indéfinie. Il peut donc être indifféremment consommé tout de suite ou au bout de plusieurs mois, sur place ou après un long transport.

Quels en sont les inconvénients ?

La haute température à laquelle il a été porté prive le lait stérilisé de tous les éléments qui font du lait cru un aliment vivant. Les ferments y sont détruits et sans doute aussi les vitamines *.

Un certain nombre d'enfants alimentés exclusivement de lait stérilisé présentent de ce fait des troubles de la nutrition caractéristiques et fort graves, connus sous le nom expressif de scorbut infantile ou maladie de Barlow.

Dans quels cas recourra-t-on au lait stérilisé ?

En principe, vous n'alimenterez votre bébé de lait stérilisé industriel que pendant une courte période. Etes-vous au début une médiocre nourrice? Aidez-vous momentanément de lait Carrion (ou de tout autre lait de bonne marque) (voy. allaitement mixte, p. 323). Partez-vous en voyage ? en croisière ? allez-vous passer les vacances dans une région dépourvue de lait, ou du moins de bon lait ? Là encore le lait stérilisé vous rendra de grands services ; vous aurez avec le minimum de peine un aliment d'excellente qualité dont l'emploi de courte durée sera sans inconvénient.

Comment employez-vous le lait stérilisé ?

Le mode d'administration du lait stérilisé n'a rien de particulier ; il faut cependant tenir compte du léger degré de concentration que la surchauffe y a produit et élever un peu (de 1/5 environ) la proportion d'eau de coupage (voy. p. 310).

Qu'appelle-t-on **lait pasteurisé ?**

C'est le lait qui a subi la *pasteurisation,* c'est-à-dire la stérilisation en trois ou quatre chauffes successives à une température ne dépassant pas 60°. La première chauffe ne détruit qu'une partie des germes ; la seconde (si elle est faite dans un assez court délai) en détruit une seconde partie ; en fin d'opération le lait est absolument stérile.

Le lait pasteurisé a-t-il des avantages ?

Les ferments n'y sont qu'incomplètement détruits. Il expose donc moins aux troubles de nutrition et au scorbut infantile. Le lait importé a Paris par les grandes sociétés laitières est, dans sa presque totalité pasteurisé sur place. Il subit cependant trop de manipulations ultérieures pour pouvoir être consommé tel quel, et il serait trop compliqué de pasteuriser chez soi.

Ne peut-on **stériliser** *le lait à* **domicile ?**

La stérilisation domestique du lait n'est point parfaite ; comme elle se fait à la pression atmosphérique, elle ne comporte point d'élévation de la température au-dessus de 96° à 97° ; or, si les microbes sont tous détruits, les spores de certains d'entre eux résistent à cette température, ce qui leur permet de repulluler au bout de quelques heures.

Le lait stérilisé à la maison ne peut donc être conservé au delà de la journée. Ce n'est à aucun degré un aliment de conserve.

Comment stérilise-t-on le lait à domicile ?

En France on se sert de l'appareil de Soxhlet modifié par Budin. C'est un bain-marie composé de (voir fig. 37).

1º Une marmite métallique à couvercle ;
2º Un panier métallique mobile disposé pour l'arrimage d'un nombre variable de flacons ;
3º Des flacons gradués dont le nombre doit être supérieur d'une unité au moins à celui des tétées quotidiennes, pour qu'un accident quelconque survenu à l'un des biberons ne soit pas préjuciable à l'enfant.
Ces flacons gradués sont pourvus de bouchons spéciaux en caoutchouc, à centre dépressible, dits obturateurs.

Comment peut-on improviser un bain-marie sté-rilisateur ?

En immergeant dans un récipient quelconque, marmite ou *fait-tout*, des flacons gradués qu'on préserve des chocs à l'aide de foin modérément

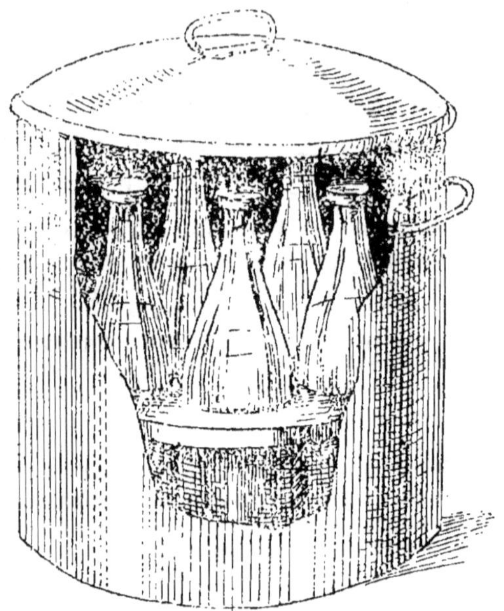

Fig. 37. — Stérilisateur de Soxhlet-Budin.

tassé. Un seul objet spécial est nécessaire : le *bouchon obturateur* (voy. fig. 38).

Quelle est la **technique** *de la stérilisation ?*

Remplir les flacons gradués de la quantité voulue de lait prêt à être consommé, les coiffer du bouchon spécial et les placer dans le bain-marie. Remplir celui-ci d'une quantité d'eau suffisante pour que le lait soit tout entier échauffé, insuffisante toutefois pour pénétrer dans les flacons quand elle bout à gros bouillons. Porter l'eau à l'ébullition et l'y maintenir trois quarts d'heure. Retirer du feu sans toucher aux bouchons de caoutchouc.

Le lait porté seulement à 100° n'a pas bouilli, sa température d'ébullition étant de 101° à 102°, il est cependant stérilisé.

Quel est le rôle du **bouchon obturateur ?**
Pendant l'ébullition, l'air contenu dans les fla-

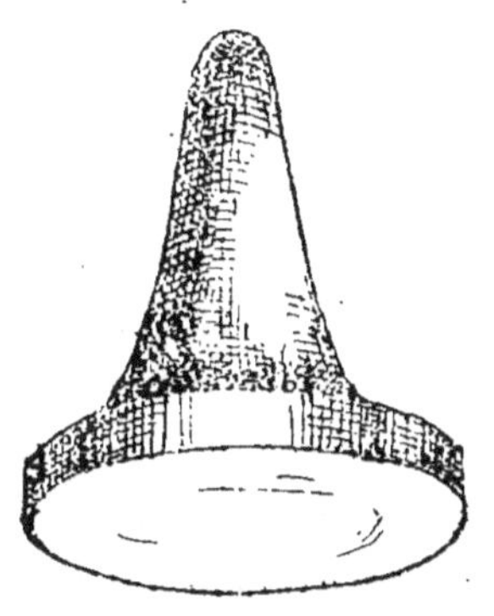

Fig. 38. — Bouchon obturateur (pour la stérilisation domestique du lait).

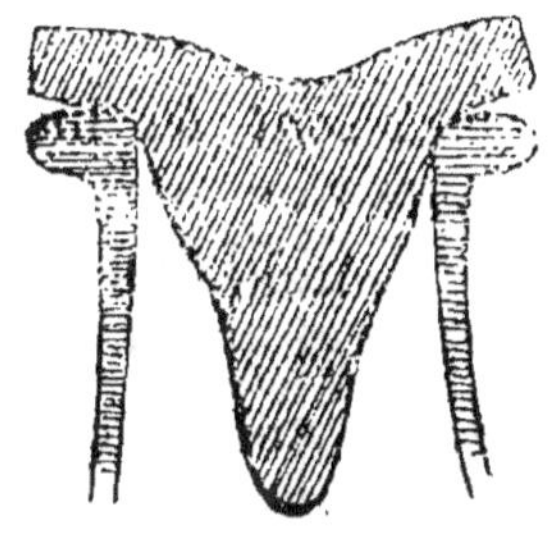

Fig. 39. — Le même, en place sur un flacon stérilisé. La dépression, figurée au centre de l'obturateur, disparaît quand le flacon a été débouché.

cons s'est dilaté ; avec le refroidissement il se rétracte ; l'adhérence du bouchon au goulot s'opposant à la pénétration de l'air extérieur dans le flacon, il s'établit dans celui-ci un vide relatif. Le centre du bouchon se déprime sous l'influence de la pression atmosphérique et cette dépression est l'utile témoin d'une bonne conservation du lait.

Quels sont les **avantages** *du lait stérilisé à domicile ?*

Chauffé à moins de 100°, il n'a perdu qu'une partie de ses ferments, il se rapproche plus du lait cru, du lait vivant que le lait industriel. Il est d'autre part débarrassé de tout germe morbide, pourvu qu'il soit consommé dans un court délai.

Dans la pratique on peut sans inconvénient stériliser chaque jour la quantité de lait nécessaire au nouveau-né pour vingt-quatre heures, mais il serait imprudent de le conserver plus longtemps, à la différence du lait stérilisé industriel.

Quels sont les **inconvénients** *du lait stérilisé à domicile ?*

Le goût du lait porté à près de 100° est un peu différent de celui du lait cru ; il n'a pas toutefois le goût de « cuit » que contracte le lait simplement bouilli. Les ferments et les vitamines y sont partiellement détruits. Les cas de scorbut infantile sont cependant tout à fait rares avec le lait ainsi préparé. Comme tous les laits chauffés, il n'est plus très homogène, et la crème tend à s'y séparer des autres éléments, ce qui nuit à la digestibilité des matières grasses.

Que devez-vous penser du lait simplement **bouilli ?**

Le lait qui a vraiment bouilli a été porté à une température supérieure à celle du lait stérilisé au bain-marie (101° à 102° au lieu de 97°) ; les microbes y sont donc détruits (toujours à l'exclusion des spores). Par contre, le lait qui a simplement

« monté » n'a été chauffé qu'à 8o°, ce qui est nettement insuffisant. La véritable ébullition est assez difficile à obtenir à cause de cette propension du lait à mousser et à déborder du récipient où on le fait chauffer.

Ces réserves faites, le lait bouilli peut être employé sans danger ; il a moins bon goût que le lait stérilisé ; il est au moins aussi altéré dans ses propriétés vitales, il est enfin d'un maniement beaucoup moins commode.

Rejetterons-nous donc son emploi ?

Vous n'y recourrez que d'une façon accidentelle. Si, un jour en passant, votre bébé nourri au sein a besoin d'un complément de lait (voy. ci-dessous, p. 324), vous pourrez remplir de lait bouilli le biberon qui lui est destiné, mais dès que d'exceptionnel le biberon deviendra habituel, stérilisez-en vous-même le contenu, dans un appareil de Sohxlet-Budin ou dans un bain-marie improvisé.

Ne peut-on aussi recourir au **lait condensé** *ou au* **lait sec ?**

Nous reviendrons tout à l'heure sur ce point, mais il nous faut d'abord traiter une série de questions communes aux différentes sortes de lait.

Quelles **qualités** *doit avoir le* **lait de vache** *donné aux nourrissons ?*

Il doit être de composition normale et pur de toute addition étrangère.

Une analyse sommaire peut vous édifier sur ces deux points.

Quelle est la **composition** *normale moyenne du lait de vache ?*

Les chiffres que nous avons donnés dans le tableau de la page 291 n'en donnent qu'une idée incomplète. L'extrait ci-dessous des conditions du cahier des charges de l'adjudication du lait des hôpitaux de Paris (plusieurs millions de litres par an) est beaucoup plus pratique.

Le lait de vache doit :

1º Peser au minimum 30º au lacto-densimètre de Quévenne, à la température de 15º ;
2º Accuser 36 gr. de beurre au moins par litre, au galactomètre mesurant en poids ;
3º Laisser à la distillation un minimum d'extrait sec de 125 gr.
4º Supporter l'ébullition sans se coaguler.

Quel est le **but** *de ces diverses conditions ?*

es trois premières conditions permettent d'éviter le mouillage et l'écrémage, la quatrième d'éviter l'addition de substances diverses.

Quelles sont les **fraudes** *les plus habituelles des laitiers ?*

Les unes altèrent la valeur alimentaire du lait (addition d'eau, ou mouillage, écrémage), les autres masquent les altérations qu'il peut subir et sont infiniment plus dangereuses ; telles sont : l'addition de bicarbonate de soude, de borax ou d'acide salicylique, souvent pratiquées en été pour empêcher la coagulation précoce du lait.

Qu'est-ce qu'un lait **tourné** *?*

Les crémiers et les cuisinières disent que le lait

est « tourné » quand la caséine s'en est caillée ;
cette coagulation se produit quand la pullulation
des agents microbiens a rendu suffisamment acide
la réaction du lait ; par les chaleurs de l'été, le développement rapide des microbes rend ce phénomène fréquent.

*Un lait qui tourne est-il nécessairement un mau-
vais lait ?*

Le lait coagulé est impropre à la consommation ; mais de deux laits conservés dans les mêmes
conditions de température, le plus mauvais n'est
pas forcément celui qui tourne. Il a y bien des
chances, en effet, pour que celui-ci soit pur, tandis
que l'autre contient une substance dite conserva-
trice, véritable trompe l'œil.

Comment se prémunir contre de telles fraudes ?

En dehors de l'analyse (et de l'analyse fréquemment répétée), il n'y a aucun procédé rigou-
reux.

Le mieux est de s'adresser à un fournisseur
consciencieux, en particulier à une maison importante récoltant elle-même son lait et le détaillant en
bouteilles scellées. Cette dernière précaution prévient en partie le coupage ou le droguage du lait par
l'un des nombreux intermédiaires qui séparent trop
souvent le producteur du consommateur. A la campagne ou dans les petites villes, on peut plus aisément contrôler l'origine et suivre les pérégrina-
tions du lait.

En pareil cas vaut-il mieux se réserver le lait d'une même vache ou prélever la ration de bébé sur l'ensemble de la production de la ferme ?

Un préjugé très répandu veut qu'on préfère le lait d'une même vache.

Rien ne justifie cette habitude ; au contraire, en mélangeant le lait de plusieurs animaux on réalise une moyenne qui donne au lait ingéré par le nourrisson une composition beaucoup plus stable et on atténue dans une forte proportion la répercussion sur la santé de l'enfant d'une fatigue accidentelle de la vache.

Le lait doit-il être donné **pur ?**

Quelques très rares nourrissons s'accommodent du lait pur ; la plupart s'en trouvent fort mal.

On décrivait naguère, sous le nom impropre de *dyspepsie du lait pur,* un état complexe où la lenteur des digestions, les fermentations intestinales anormales, l'insuffisance hépatique, et l'auto-intoxication jouaient chacune leur rôle, et qui prédisposait l'enfant aux entérites chroniques, et, pis encore, aux diarrhées aiguës estivales.

Quelle est la **cause** *de ces accident ?*

La trop grande richesse du lait en matières azotées et particulièrement en caséine (ou fromage) en est la cause principale.

Comment peut-on **diminuer** *la proportion de la* **caséine ?**

En coupant le lait d'une certaine quantité d'eau.

Comment calcule-t-on ce coupage ?

Le calcul de la quantité d'eau à introduire dans le lait n'est pas si simple qu'on serait tenté de le croire. Si le lait se composait seulement d'eau et de caséine, il suffirait d'établir un rapport proportionnel, 1.000 grammes de lait de femme contiennent 15 grammes de matières azotées ; 1.000 grammes de lait de vache en contiennent 35. Il faudrait donc à chaque litre de ce dernier ajouter 1.333 grammes d'eau, c'est-à-dire le couper de plus de moitié.

Mais le beurre et le sucre constituent, dans le lait, deux éléments de la plus haute importance ; or, si on coupait le lait dans la proportion sus indiquée il ne contiendrait plus en beurre que les 3/7, en sucre que les 2/7 de ce qu'en contient le lait de femme : il serait donc ridiculement pauvre.

N'est-on pas parfois tombé dans cette erreur ?

Si ; pendant quelques années certains médecins et non des moindres ont préconisé des coupages très étendus. Cela les menait soit à donner au bébé une ration insuffisante comme valeur nutritive ou à lui faire ingurgiter des quantités trop considérables de liquide.

Comment éviter ce double écueil ?

En prenant un moyen terme et en réalisant par le coupage un lait un peu trop riche en caséine, mais pas trop pauvre en beurre ; quant au sucre, à la différence des matières grasses, il est facile d'en ajouter.

Le coupage doit-il être **immuable ?**

Non, on le fait varier avec l'âge de l'enfant. Pendant la première semaine on coupe le lait de moitié eau ; pendant le reste du premier mois on n'ajoute plus qu'un tiers d'eau ; pendant les 2e, 3e et 4e mois, un quart ; à partir du cinquième mois on peut donner le lait pur.

Ces chiffres n'ont rien d'absolu ; il les faut adapter à la tolérance de l'enfant.

De quelle **eau** *faut-il se servir ?*

En principe, on prend de l'eau bouillie ; on peut aussi se servir d'eau de riz ou d'eau d'orge.

Comment **prépare**-t-on *l'eau de riz et l'eau d'orge ?*

L'eau de riz se prépare en faisant bouillir pendant 20 minutes, 30 grammes (soit deux cuillers à entremets) de riz ou 20 grammes (soit une cuiller à soupe) d'orge perlé dans un litre d'eau. Le riz doit avoir été mis au préalable à gonfler dans 1/2 litre d'eau chaude.

Quelles en sont les **propriétés ?**

L'eau de riz est nettement antidiarrhéique et l'eau d'orge légèrement laxative.

L'emploi en est sans inconvénient, contrairement au préjugé répandu non pas dans le public, mais dans les milieux médicaux.

Dans quelle **proportion** *faut-il sucrer le lait ?*

Mille grammes de lait de vache coupé au 1/3 contiennent 30 grammes de sucre, alors que la même quantité de lait de femme en contient 65.

Les 35 grammes manquants doivent être ajoutés ;
il faut donc ajouter 3 gr. 5o de sucre par biberon
de 100 grammes (coupé au tiers). Or, un morceau
de sucre courant pèse entre 7 et 8 grammes [1]. En
ajoutant un demi-morceau de sucre par biberon de
100 grammes, on obtient une approximation satisfaisante.

Qu'entend-on par **lait condensé ?**

Le lait condensé est un lait conservé à l'abri de
l'air, en boîtes métalliques, après avoir subi une
forte concentration. L'évaporation lui a, en général,
fait perdre les deux tiers de son poids en eau.

Combien y en a-t-il de **sortes ?**

Il y a le lait condensé sucré et le lait condensé
non sucré ; on fait aussi en Amérique des laits simplement *évaporés* qui n'ont perdu que la moitié de
leur poids, et en Angleterre des laits *écrémés*. Nous
ne parlerons ici que des laits condensés des types
français ou suisses, représentés actuellement (1927)
par les marques Nestlé, Berna et Gallia.

Comment est **préparé** *le lait condensé non sucré ?*

Il est concentré dans le vide, mais à haute température (120°, minimum) ; c'est donc un lait
stérilisé en même temps que condensé.

---

1. Le poids moyen d'un morceau de sucre scié est aisé à calculer.
On sait en effet que les raffineries vendent leur sucre par paquets de
5oo grammes et que chacun de ces paquets porte l'indication : 6o,
70, 8o ou 100. Cela veut dire que la livre de sucre (les 5oo grammes) se compose de 6o, 70, 8o, 100 morceaux. Un coup d'œil sur
le paquetage, une rapide division et le calcul est fait.

Comment est préparé le lait condensé sucré ?

Il reçoit une forte dose de sucre de canne ou de betterave, 100 grammes par litre environ ; puis il est évaporé à 60° dans le vide ; en effet, dans un vide très complet le lait peut bouillir à partir de 55°; mais un vide relatif lui permet à 60° de se concentrer très rapidement.

A cette température il n'est pas stérilisé, mais simplement pasteurisé ; le sucrage lui permet de se conserver néanmoins.

Le lait condensé a-t-il une véritable **valeur alimentaire ?**

L'expérience démontre que le lait condensé a la même valeur alimentaire que le lait frais ; il a l'avantage de se bien conserver, et les prétendus désavantages qu'on lui impute sont le fait de préjugés.

Le lait condensé est-il propre à l'alimentation du nouveau-né ?

Le lait condensé non sucré à tous les inconvénients des laits stérilisés industriels ; il n'y a donc pas lieu de l'utiliser, du moins d'une façon habituelle ; par contre le lait condensé sucré est un excellent succédané du lait frais.

Comment doit-on **couper** *le lait condensé sucré ?*

Le lait condensé sucré ayant perdu les deux tiers de son poids en eau, on peut poser que 300 grammes de lait condensé + 700 grammes d'eau = 1000 grammes de lait de vache. Partant de là, on pourrait, en appliquant les règles formulées plus haut, calculer le mouillage à faire pour se rapprocher de la composition du lait de femme.

Ne faisons pas ensemble le calcul, mais posons les chiffres suivants qui en sont le résultat :

Pendant la première semaine on dilue une cuillerée à café de lait condensé sucré dans 90 grammes d'eau bouillie.

Pendant le reste du premier mois, on met 1 cuiller à café dans 60 grammes d'eau ; pendant les 2e, 3e et 4e, ce sera une cuiller à café dans 50 grammes d'eau. Après on donnera une cuiller à café dans 40 grammes d'eau, ce qui correspond au lait de vache, non pas pur, mais légèrement coupé, et ce en raison du sucrage qui en augmente la valeur nutritive.

Qu'entend-on par lait sec ?

Le lait sec ou poudre de lait résulte de l'évaporation rapide du lait.

Dans le procédé Just-Hammaker, le seul qui ait résisté à l'expérience de la fabrication industrielle, une mince couche de lait déjà réduit à la consistance d'un sirop passe entre deux cylindres métalliques chauffés à la vapeur.

Cette opération le réduit en une pellicule assez semblable à du pain azyme qu'il est ensuite aisé de réduire en poudre.

Tous les laits secs ont-ils la même composition ?

Non, on peut dessécher du lait normal, du lait demi-écrémé, du lait totalement écrémé.

Ce dernier est impropre à l'alimentation du nourrisson ; le lait total serait trop riche ; le lait demi-écrémé, dit à 12 % de crème, est celui que l'on trouve couramment en vente.

Ce lait est-il d'un usage courant et avantageux ?
Plus on va, plus on substitue le lait sec au lait condensé.

Plus facile à doser, assez facile à transporter et à conserver, il est en outre, grâce à sa faible teneur en beurre, mieux toléré par les estomacs délicats.

Comment l'emploie-t-on ?
Il se dilue dans de l'eau bouillie froide dans la proportion de 8, 10 ou 12 %, selon la tolérance de l'enfant.

Quel que soit le lait adopté comment l'administre-t-on ?
Le lait peut être donné à la cuiller, au petit-pot, à la sonde ou au biberon.

Doit-on alimenter l'enfant **à la cuiller ?**
La cuiller est en principe, un très mauvais mode d'allaitement ; l'usage n'en doit être que tout à fait temporaire, en attendant l'adoption définitive de l'un des autres procédés.

Qu'appelle-t-on **petit-pot ?**
Le petit-pot, dont il existe bien des modèles populaires, est une tasse pourvue d'un bec à l'aide duquel on verse directement de l'eau dans la bouche de l'enfant. L'usage, naguère très répandu en quelques provinces, en est plus aisé que celui de la tasse ordinaire, ou de la timbale.

Quels sont les **inconvénients** *du « petit-pot » ?*

Avec le petit-pot, comme avec la cuiller, l'enfant ne fait aucun mouvement de succion ; il en résulte que ses glandes salivaires fonctionnent peu ou pas et que les ferments de la salive manquent complètement à sa digestion.

En outre, comme avec la cuiller, bien qu'en moindre quantité, il déglutit de l'air avec chaque gorgée de lait et devient vite aérophage (voy. p. 233).

A quels cas réserve-t-on l'usage du « petit-pot » ?

On l'adoptera uniquement chez les enfants qu'une malformation congénitale (bec-de-lièvre étendu, par exemple) empêche de pratiquer la succion.

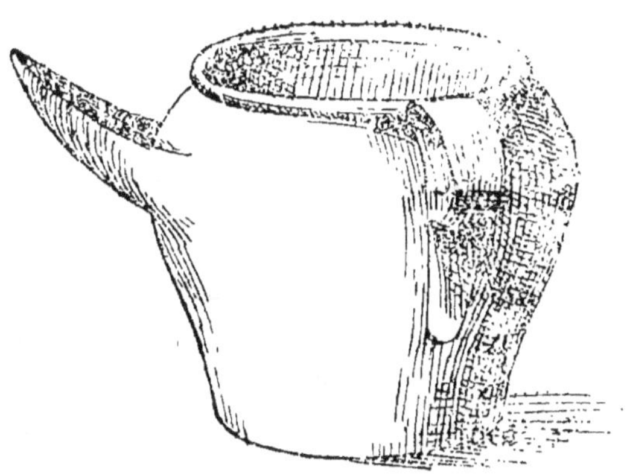

Fig 40. — Tasse de Delestre.

Quel **modèle** *adoptera-t-on ?*

Il n'en est qu'un qui ait été étudié scientifiquement. C'est la tasse du Docteur Marcel Delestre, qui réduit au minimum le danger d'aérophagie (fig. 40).

Gavage.

Qu'entend-on par alimentation à la sonde ?

L'allaitement à la sonde, ou gavage, se fait effectivement à l'aide d'une sonde portée jusque dans l'estomac. L'introduction de ce tube de caoutchouc souple mais résistant est bien plus facile qu'on ne le croirait. Il suffit d'en maintenir le bec au contact de la paroi postérieure du pharynx et de progresser lentement pour éviter à coup sûr de passer par erreur dans les voies aériennes ; d'ailleurs, sitôt que l'instrument arrive au fond du pharynx, l'enfant fait des mouvements instinctifs de déglutition qui happent la sonde et la font progresser jusque dans l'estomac.

Un entonnoir gradué adapté au pavillon (extrémité évasée) de la sonde, permet de mesurer d'un coup d'œil la quantité de lait ingérée. L'ensemble constitue la gaveuse.

A quels enfants *réserve-t-on l'emploi de la* **gaveuse ?**

Seuls les enfants débiles, incapables de se nourrir suffisamment par succion (du sein ou du biberon), sont justiciables de la sonde.

Il s'agit toujours d'un procédé temporaire. Rapidement, en effet, le débile nourri à la sonde acquiert la force suffisante pour téter.

Qu'est-ce que le **biberon ?**

Le biberon est une bouteille, contenant le lait, et pourvu d'une tétine, que l'enfant tette comme il ferait du mamelon maternel.

Y a-t-il plusieurs **modèles** *de biberons ?*

En France, du moins, il n'y a plus qu'un seul modèle, les autres ayant été proscrits par une loi.

Naguère on utilisait encore des biberons dits « à tubes » qui devaient leur nom à deux tubes, l'un de verre, l'autre de caoutchouc. Le tube de verre plongeait jusqu'au fond de la bouteille ; il était lui-même coiffé du tube de caoutchouc, simple prolongement de la tétine ; tout ce dispositif n'avait d'autre but que de permettre l'écoulement du lait quelle que fût la position de la bouteille ; on pouvait donc laisser l'enfant téter seul sans tenir le biberon en position inclinée (voy. fig. 41.)

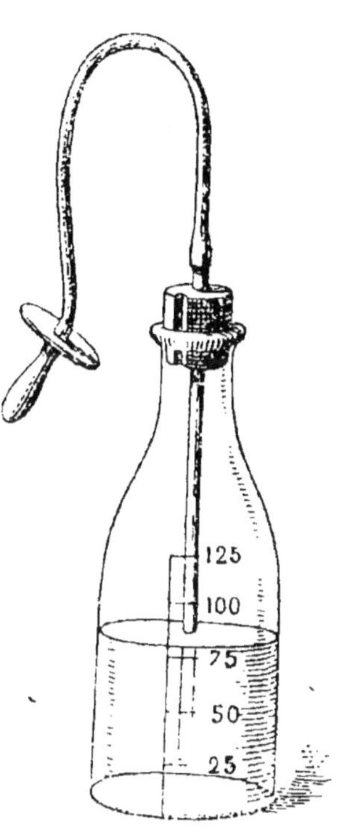

Fig. 41. — Biberon à tubes.
(*Très dangereux. — Son usage est interdit.*)

Était-ce un avantage de laisser l'enfant téter seul ?

Cette possibilité de laisser l'enfant téter seul était par elle-même un danger. Le bébé s'endormait sa tétine à la bouche, mettait une heure ou davantage à absorber sa ration de lait ; il n'y avait plus aucune régularité dans son alimentation, et, d'autre part, surtout en été, la chaleur du berceau avait tôt fait de rendre impropre à la consommation un lait trop souvent altéré par avance. Enfin, l'enfant n'ayant plus à faire d'effort de succion sa mâchoire inférieure s'atrophiait.

Quel était le principal inconvénient du biberon à tubes ?

C'était la présence même des tubes dont le nettoyage était pratiquement impossible.

D'une tétée à l'autre, le lait y fermentait, formant un milieu de culture extrêmement favorable à la pullulation des microbes pathogènes.

Chaque été le biberon à tubes coûtait au pays plus de vies humaines qu'une grande bataille.

La fabrication, la vente et l'usage, en sont interdits en France.

De quoi se compose donc actuellement un biberon ?

Le biberon est réduit à ses éléments strictement constitutifs : la bouteille et la tétine (voy. fig. 42).

La bouteille doit être un flacon gradué : la tétine,

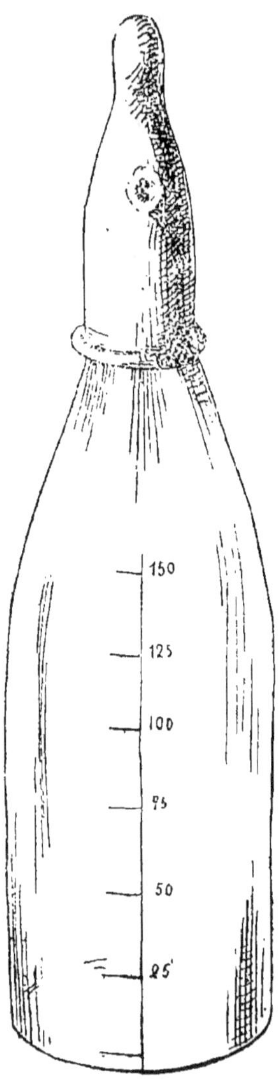

Fig. 42. — Biberon normal, modèle courant.

dont il se fait divers modèles, doit être une feuille anglaise de bonne qualité, et comporter une soupape par où l'air pénètre dans le biberon à mesure que le lait s'en écoule (fig. 43).

*Le **débit** de la tétine est-il régulier ?*

Il s'en faut de beaucoup. Neuves, les tétines souvent ne laissent s'écouler le lait qu'avec trop de lenteur et exigent du nourrisson un effort trop long et trop prolongé. Usagées, elles ont un débit trop considérable, et la tétée se fait beaucoup trop vite, aux dépens de l'estomac du bébé.

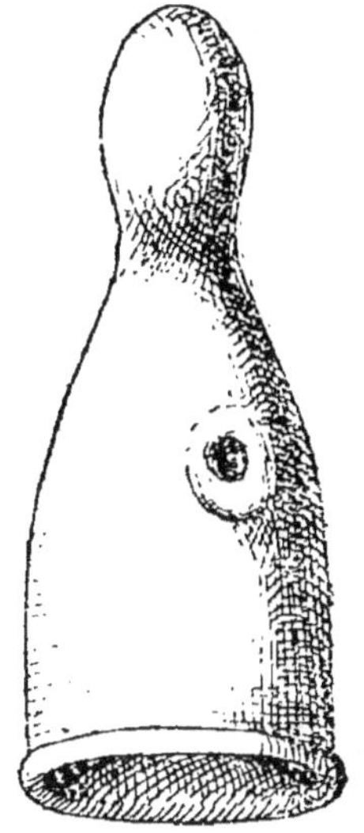

Fig. 43. — Tétine ; bon modèle.

Comment faut-il augmenter le débit d'une tétine neuve trop dure ?

Gardez-vous d'y percer de nouveaux orifices à l'aide de pointes, et spécialement de pointes de ciseaux. Si bon que soit le caoutchouc, il ne manquerait pas de se déchirer, en agrandissant ses entailles, et la tétine serait vite devenue impropre à tout usage.

On évite cette mésaventure en perforant la tétine, s'il est nécessaire, à l'aide d'une fine tige métallique rougie au feu. Une aiguille à tricoter, chauffée sur une lampe à alcool ou sur toute autre flamme bleue, remplit parfaitement cet office.

Quels **soins d'hygiène** *doit-on prendre à l'égard des* **biberons ?**

Le biberon qui a servi ne doit jamais être rempli de nouveau sans un lavage préalable suivi d'un long rinçage à l'eau bouillie. Chaque jour, au moins une fois, il doit être mis à bouillir pendant vingt minutes dans l'eau additionnée de carbonate de soude (cristaux des ménagères).

Peut-on de même faire **bouillir** *la tétine ?*

Oui, et cela est indispensable. Aussi est-il nécessaire d'en avoir tout un jeu de rechange. Entre deux tétées, les tétines sont conservées dans un récipient clos plein d'eau bouillie. On peut aussi, après un bon nettoyage, les conserver à sec dans une petite étuve à formol, ce qui les abîme moins.

Le lait peut-il séjourner sans inconvénient dans le biberon ?

Le lait ne doit séjourner dans le biberon que pendant le temps de la tétée. Si, exceptionnellement, l'enfant s'endort en abandonnant une partie de sa ration, ce reste de lait ne doit pas être conservé ; lors de la tétée suivante, il serait devenu impropre à la consommation.

Les biberons ne doivent donc pas être remplis d'avance ?

Le biberon ne doit être rempli qu'au moment de l'usage. Quelques instants avant l'heure fixée pour la tétée, la quantité voulue de lait prêt à être consommé (lait cru, lait bouilli, lait stérilisé industriel, lait condensé convenablement mouillé et sucré) est, avec précautions, versée dans le biberon. Si l'on a besoin de l'entonnoir pour cette manipulation, ce sera un entonnoir de verre qui subira les mêmes lavages et les mêmes ébullitions que le biberon lui-même. Seul le lait stérilisé à la maison ne subit aucun transvasement. Le flacon gradué dans lequel il a été porté au bain-marie sert naturellement de biberon.

Dans l'un et l'autre cas, on coiffe le flacon de la tétine et l'on réchauffe le lait.

A quelle **température** *donne-t-on le lait ?*

Il faut à cet égard se rapprocher le plus possible de la nature, et donner au nourrisson l'illusion de la chaleur du sein maternel, c'est-à-dire de 37° à 37° 1/2. Le meilleur moyen d'y parvenir est d'immerger le biberon rempli dans l'eau à 60° ou 70° en l'y remuant un peu.

Quelles doivent être **l'attitude** *du bébé et de la nourrice pour l'allaitement artificiel ?*

La meilleure attitude de l'enfant est la position demi-assise, sur les genoux de la personne qui l'allaite. Celle-ci, soutenant le bébé de son bras gauche, tient le biberon de la main droite ; elle a soin de le tenir incliné, en sorte que l'enfant ne suce la tétine que pleine de lait et non d'air. Il en doit être ainsi pendant toute la durée de la tétée (fig. 44). D'autre part le biberon doit être tenu haut pour obliger l'enfant à tendre le cou (voy. p. 324)

Est-il quelque précaution spéciale à prendre après la tétée ?

Il y a lieu de surveiller de beaucoup plus près les selles que chez l'enfant nourri au sein. A part cela, il n'y a aucune précaution particulière.

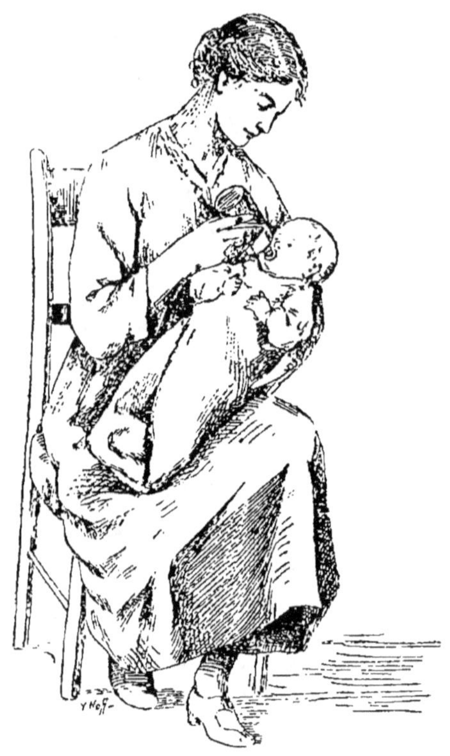

Fig. 44. — Attitude de la mère et de l'enfant pour la tétée au biberon.

IX. — ALLAITEMENT MIXTE

Qu'entend-on par allaitement mixte ?
On appelle allaitement mixte celui dans lequel la ration alimentaire quotidienne de l'enfant se

compose à la fois de lait de femme et d'un autre lait.

Quel en est le but ?

Le but de l'allaitement mixte est tantôt de parer à une insuffisance quantitative temporaire ou permanente du lait maternel, tantôt d'alléger le fardeau de l'allaitement pour une mère trop occupée ou de santé délicate.

Quels sont les **avantages** *de l'allaitement mixte* **transitoire ?**

L'allaitement mixte transitoire permet de ne pas renoncer à l'allaitement maternel dès que la sécrétion lactée fléchit dans sa quantité. Il a donc pour but principal de parer aux insuffisances passagères de sécrétion qui, à son défaut, feraient pâtir l'enfant ou conduiraient inévitablement au sevrage.

Et ceux de l'allaitement mixte **permanent ?**

Il sert surtout à éviter des écarts de régime. Quand, au bout de quelques semaines ou de quelques mois, la jeune mère, surtout la primipare, voit son lait diminuer de façon progressive, ou quand, appartenant aux classes laborieuses, elle ne peut, dans la journée, disposer d'assez de temps pour allaiter régulièrement au sein, elle est fort tentée de compléter la ration à l'aide d'aliments de substitution. Combien d'enfants ont beaucoup trop précocement été gavés de bouillies, de panades ou d'aliments divers, parce que leur maman manquait de lait, de temps ou de santé.

Ces divers motifs, qui légitiment l'espacement

des tétées au sein, ne doivent point conduire à une modification de régime.

Le lait de vache doit alors être substitué, dans la mesure nécessaire, au lait de femme déficient.

Quels sont les **inconvénients** *de l'allaitement* **mixte ?**

Les inconvénients de l'allaitement mixte sont les mêmes que ceux de l'allaitement artificiel, mais à un bien moindre degré.

Le plus grave serait que le lait de vache fût mal toléré ; il le sera toujours mieux que s'il composait exclusivement la ration.

Le « **mélange des laits** *» (dans l'estomac de l'enfant) n'est donc pas à craindre ?*

Non, c'est là un grossier préjugé populaire qui tend d'ailleurs à disparaître. Au contraire, l'addition du lait de femme, en si petite quantité que ce soit, aide considérablement à la digestion du lait de vache, grâce à ses ferments. Toute femme — sauf raison impérieuse de santé — doit donc prolonger le plus possible sa sécrétion lactée et donner à son bébé jusqu'à la dernière goutte de son lait.

Quel lait emploierez-vous dans l'allaitement mixte ?

Le lait d'ânesse, chez les débiles commençant à téter, peut concourir pendant quelques jours à l'allaitement mixte.

Les différentes sortes de lait de vache peuvent être employées dans les mêmes conditions de coupage que dans l'allaitement artificiel.

On répugnera moins à l'emploi des laits « morts », du lait stérilisé industriel par exemple, que dans l'allaitement exclusivement artificiel.

En effet, l'apport des ferments du lait de femme améliore considérablement la digestibilité du lait de vache et rend vaines toutes craintes de scorbut infantile.

La technique de l'allaitement mixte est-elle uniforme ?

Il faut distinguer la technique de l'allaitement mixte définitif de celle de l'allaitement transitoire que l'on appelle aussi *complémentaire*.

Dans l'allaitement mixte définitif, on alterne plus ou moins régulièrement les tétées au sein avec les biberons de lait de vache ; au contraire, dans l'allaitement dit complémentaire, on complète les tétées au sein à l'aide d'un petit biberon.

Pourquoi, dans l'allaitement mixte transitoire, évitez-vous l'alternance des tétées et des biberons ?

Parce que le but à atteindre étant l'entretien et même l'augmentation de la sécrétion lactée, il faut solliciter le plus souvent possible la montée du lait et multiplier les tétées, plutôt que d'en restreindre le nombre.

Comment calcule-t-on la **ration** *dans l'allaitement* **complémentaire ?**

Le calcul global de la ration quotidienne et celui de chacun des repas est le même que dans le cas général (voy. p. 231). Mais ce qui demande un soin particulier, c'est la proportion à garder entre le lait de vache et le lait de femme. Comme, en principe, l'enfant doit prendre à sa mère tout le lait que celle-ci peut lui fournir, il s'agit de préciser exactement pour chaque tétée la valeur de cet appoint avant de déterminer le complément à fournir en lait de vache.

Comment peut se faire ce calcul ?
Par la balance, et pas autrement.
Il faut donc peser exactement chaque tété (voy. p. 265) et substituer le manquant.
La tétée doit-elle être de 60 gr. ?
Si la mère peut fournir 40 gr., le biberon sera de 20 gr. ; pour 30 gr. de lait maternel, il faudrait autant de lait de vache, et ainsi de suite.

Doit-on toujours faire ce calcul ?
Évidemment, sans cela on s'expose à de sérieux mécomptes.
Exceptionnellement, quand il y aura lieu de compléter une tétée nocturne, surtout si la garde vous a déjà quittée, vous pourrez éviter la fatigue et le refroidissement que vous causerait une double pesée la nuit. Donnez alors à bébé, après votre sein, un complément en lait de vache, calculé sur la moyenne des biberons donnés dans la journée.

Est-il quelque précaution particulière à prendre chez l'enfant soumis à l'allaitement mixte ?
L'enfant ainsi nourri a moins besoin de surveillance spéciale que celui qu'on nourrit à l'allaitement artificiel.

Il y a lieu toutefois de surveiller ses selles, et, d'autre part, de revenir à l'allaitement maternel sitôt que la chose est possible, puisque, répétons-le une dernière fois en terminant ce petit livre, rien ne saurait remplacer le lait de la mère dans l'alimentation de son enfant.

VOCABULAIRE [1]

des mots techniques dont la définition n'est pas donnée dans le texte.

Aérophagie. *Littéralement* : action de manger de l'air. Consiste à avaler, à déglutir de l'air avec les aliments ou la salive, ou même isolément.

Alibile : propre à la nutrition.

Conjonctive. Membrane muqueuse qui tapisse la face profonde des paupières et la surface du globe de l'œil jusqu'à la circonférence de la cornée transparente.

La *conjonctivite* est l'inflammation de la conjonctive.

Coryza. Nom scientifique du « rhume de cerveau ».

Drastique. Se dit des purgatifs énergiques, tels que le jalap, la scammonée, la coloquinte, la bryone. L'eau-de-vie allemande, teinture composée de plusieurs de ces substances, est le type des purgatifs drastiques.

Dystocie. Accouchement laborieux, qui s'écarte des lois naturelles (Littré).

Emonctoire. Organe destiné à évacuer les humeurs superflues (Littré).

Epigastre...ique. Nom scientifique du creux de l'estomac, appelé encore creux ou région *épigastrique*.

Eructation. Emission brusque et sonore, par la bouche, d'air ou d'autres gaz provenant des voies digestives (*vulgairement* : rot).

Euphorie... ique. Sensation de bien-être général ordinairement liée à l'état de santé ; .....*ique* : adjectif qualifiant cet état.

Funiculaire. Se dit de ce qui a trait ou de ce qui appartient à un cordon. — Dans cet ouvrage il ne s'agit que du *cordon ombilical*.

Gingivite. Inflammation des gencives.

Gravide. Se dit de l'utérus (ou de la femme) en état de grossesse.

---

1. Un grand nombre des définitions ci-dessus s'inspirent du *Dictionnaire de médecine*, de Littré et Robin.

La mention (Littré), accompagnant une définition, indique une citation littérale.

HYPERCHLORHYDRIE. Excès d'acide chlorhydrique dans le suc gastrique (*vulg.* : acidité de l'estomac).

HYPOPHYSE. ou *corps pituitaire*. Organe glanduleux à sécrétion interne, contenu dans le crâne, à la base du cerveau.

ICTÈRE. Ensemble de symptômes consistant essentiellement dans la coloration jaune de la peau et des muqueuses, spécialement des conjonctives et de la muqueuse sublingale.

LEUCORRHÉE. Se dit de tout écoulement vulvo-vaginal non sanglant (*vulgairement* : pertes blanches).

LOMBAIRE. Qui appartient aux *lombes*, région postéro-latérale du tronc, comprise entre la base du thorax, en haut, le sacrum et les hanches, en bas (*vulgairement*, les lombes sont appelées : *les reins*, dans l'acception *avoir mal aux reins*).

MENSTRUATION. Fonction consistant en une évacuation sanguine par les voies génitales, dont le retour périodique a lieu chaque mois environ, chez les femmes adultes qui ne sont ni enceintes, ni nourrices.

MÉTRITE. Inflammation de la matrice ou utérus.

MICTION. Action d'uriner.

MULTIPARE. Femme qui a eu plusieurs enfants.

NULLIPARE. Femme qui n'a pas eu d'enfants (Littré).

OBSTÉTRIQUE. Art des accouchements (Littré).

OCYTOCIQUE. Se dit des traitements, médicamenteux ou non, qui abrègent le travail de l'accouchement.

PHYSIOTHÉRAPIE. Ensemble des traitements par les méthodes et les agents physiques (massage, électricité, hydrothérapie, lumière, etc.) par opposition avec la chimiothérapie, ou traitement par les médicaments chimiques.

POST PARTUM. Mots latins, signifiant littéralement *après l'accouchement*, et synonymes de l'expression : *suites de couches*.

PRIMIPARE. Femme qui a eu — ou qui attend — son premier enfant.

RÉACTION ACIDE. Manifestation des caractères chimiques qui distinguent les corps appelés *acides*.

RÉACTION ALCALINE. Réaction des corps appelés bases, tels que la soude, la potasse, etc. Sont encore alcalins : le sel, le bicarbonate de soude, l'eau de Vichy, de Saint-Galmier, etc.

RECALCIFICATION. Restitution à l'organisme des sels de chaux qu'il a éliminés ou utilisés en trop grande abondance.

RÉTRO-MAMMAIRE. Se dit de l'espace contenu entre le sein (*glande mammaire*) et les côtes, ainsi que de la graisse et des vaisseaux et nerfs qui le remplissent.

SALPINGITE. Inflammation de la trompe de Fallope ou, plus simplement *trompe*, tout court (voy. p. 16 et fig. 3 et 4).

Stabulées. Se dit des huîtres qui, avant d'être livrées à la consommation, ont séjourné dans des réservoirs d'eau pure assez longtemps pour s'y être débarrassées de tous microbes nuisibles.

Travail. Ensemble des phénomènes maternels, fœtaux et ovulaires, qui aboutisssnt à l'accouchement (Tarnier).

Vitamines. Substances, encore mal définies, qui existeraient dans les aliments frais — surtout d'origine végétale — et dont la suppression complète amène, chez ceux qui en sont privés, des maladies graves dont le type est le *scorbut*.

Wassermann (Réaction de). Réaction, dont la constatation, au cours d'un examen du sang, est utilisée pour le diagnostic de certaines maladies, notamment de la syphilis.

TABLE DES MATIÈRES

TABLE MÉTHODIQUE

Poitiers. — Société française d'Imprimerie. 1928.

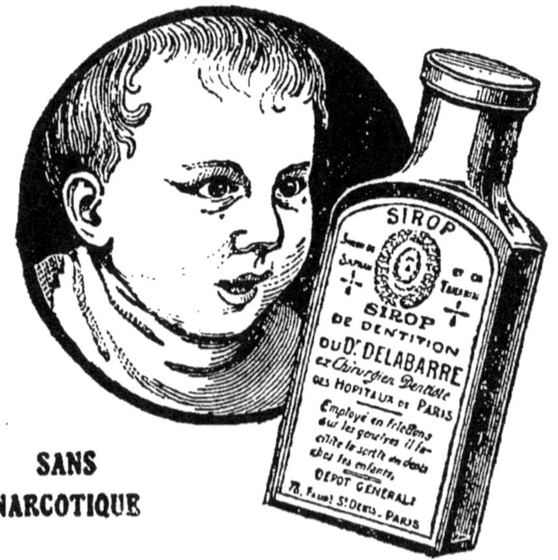

Sirop
1re Dentition
Delabarre
En douces Frictions
sur les Gencives
CALME
les Cris de l'Enfant
FACILITE
la Sortie des Dents
PRÉVIENT OU GUÉRIT
les Accidents de la 1re Dentition
SANS
NARCOTIQUE
SIROP
SIROP
DE DENTITION
DU Dr DELABARRE
et Chirurgien Dentiste
DES HOPITAUX DE PARIS
Employé en frictions
sur les gencives il fa-
cilite la sortie des dents
chez les enfants.
DÉPOT GÉNÉRAL
78, Faubg St-Denis - PARIS
En vente dans toutes les Pharmacies
ETABLISSEMENTS FUMOUZE, 78, Faubourg Saint-Denis - PARIS

9 782329 088570